Gestão Contemporânea em Saúde

Teresinha Covas Lisboa (coordenadora)
Edmir Kuazaqui (coordenador)
Adriano Maikel Santos Pereira
Álvaro Ferreira Lisboa Júnior
Eduardo Regonha
Francisco Balestrin
Gustavo Alves Andrade dos Santos
Marcelo Chanes
Moacir Pereira
Valdir Ribeiro Borba

Gestão Contemporânea em Saúde

- Teresinha Covas Lisboa (coordenadora) • Edmir Kuazaqui (coordenador)
- Adriano Maikel Santos Pereira • Álvaro Ferreira Lisboa Júnior
- Eduardo Regonha • Francisco Balestrin • Gustavo Alves Andrade dos Santos
- Marcelo Chanes • Moacir Pereira • Valdir Ribeiro Borba

Sarvier, 1ª edição, 2020

Revisão
Maria Ofélia da Costa

Capa
Ana Carolina Vidal Xavier

Impressão/Acabamento
Gráfica Forma Certa

Direitos Reservados
Nenhuma parte pode ser duplicada ou reproduzida sem expressa autorização do Editor.

sarvier
Sarvier Editora de Livros Médicos Ltda.
Rua dos Chanés 320 – Indianópolis
04087-031 – São Paulo – Brasil
Telefone (11) 5093-6966
sarvier@sarvier.com.br
www.sarvier.com.br

Dados Internacionais de Catalogação na Publicação (CIP)
(Câmara Brasileira do Livro, SP, Brasil)

Gestão contemporânea em saúde / Teresinha Covas Lisboa, (coordenadora) ; Edmir Kuazaqui, (coordenador). – São Paulo : Sarvier Editora, 2020.

Vários autores.
ISBN 978-85-7378-272-1

1. Farmácia hospitalar – Administração
2. Hospitais – Administração 3. Hospitalidade
4. Logística (Organização) 5. Marketing 6. Serviços de saúde – Administração I. Lisboa, Teresinha Covas. II. Kuazaqui, Edmir.

19-30091   CDD-362.1068

Índices para catálogo sistemático:
1. Gestão em saúde : Administração   362.1068
Cibele Maria Dias - Bibliotecária - CRB-8/9427

Gestão Contemporânea em Saúde

Teresinha Covas Lisboa (coordenadora)
Edmir Kuazaqui (coordenador)
Adriano Maikel Santos Pereira
Álvaro Ferreira Lisboa Júnior
Eduardo Regonha
Francisco Balestrin
Gustavo Alves Andrade dos Santos
Marcelo Chanes
Moacir Pereira
Valdir Ribeiro Borba

sarvier

Autores

ADRIANO MAIKEL SANTOS PEREIRA

Advogado. Graduado em Direito pela Universidade Cândido Rondon. Pós-Graduando em Direito Processual Civil pela Damásio Educacional. Pós-Graduado em Direito Empresarial. Pós-Graduando em Gestão de Negócios de Saúde pela Fundação Dom Cabral, atuou como membro na Comissão do Jovem Advogado da Ordem dos Advogados do Brasil – Seccional Mato Grosso. Diretor Jurídico do Hospital Infantil e Maternidade Femina de Cuiabá.

ÁLVARO FERREIRA LISBOA JÚNIOR

Advogado. Professor de Direito Ambiental, Doutorado em Gestão Ambiental. Mestrado em Administração Ambiental. Consultor Técnico para assuntos de Incineração dos Resíduos Hospitalares, da Yosam Engenharia (Coreia do Sul). Consultor da TCL Consultoria e Assessoria S/C Ltda. Serviços Hospitalares, Coordenador de Cursos de Gestão dos Serviços de Saúde (Pós-Graduação). Professor de Pós-Graduação da Universidade de Taubaté (UNITAU). Diretor da Escola Técnica INESP/Jacareí.

EDMIR KUAZAQUI

Graduação pela Faculdade de Administração e Ciências Contábeis Tibiriçá. Especialização pela Escola Superior de Propaganda e Marketing (1989). Especialização pela Universidade Presbiteriana Mackenzie. Especialização em Administração pela

Universidade Presbiteriana Mackenzie. Mestrado em Administração de Empresas pela Universidade Presbiteriana Mackenzie e Doutorado em Administração de Empresas pela Universidade Presbiteriana Mackenzie. Professor da Escola Superior de Propaganda e Marketing. Membro de corpo editorial da Revista Eletrônica Academia de Talentos. Membro de corpo editorial da Revista Eletrônica Turismo & Hospitalidade. Coordenador da Universidade Paulista. Membro de corpo editorial da Revista Autor (São Paulo). Revisor de periódico da Revista Internext. Professor de Estratégia. Revisor de periódico da EMAC Collaboration Research. Coordenador do Grupo de Excelência GERICE do Conselho Regional de Administração. Membro do Grupo de Excelência de Instituições de Ensino Superior do Conselho Regional de Administração.

EDUARDO REGONHA

Graduação em Ciências Contábeis. Pós-Graduação em Administração Hospitalar e Sistemas de Saúde pela Fundação Getúlio Vargas – FGV (1993). Doutorado em Ciências da Visão pela Universidade Federal de São Paulo (2005). Sócio-Diretor Executivo da XHL Consultoria Empresarial SS Ltda. Coordenador do Curso de MBA em Administração Hospitalar e Coordenador do Curso Superior de Tecnólogo em Gestão Hospitalar, ambos pela Fundação Unimed. Professor da Disciplina de Gestão de Custos nos cursos citados acima. Ex-Professor de Gestão de Custos em Saúde, Custos Hospitalares e Finanças em Saúde no Centro Universitário São Camilo, na Faculdade de Saúde Pública – USP, na Universidade Federal de São Paulo, na Faculdade de Medicina de Botucatu. Ex-Coordenador e Professor no Curso de Pós-Graduação em Administração Hospitalar e Operadoras de Planos de Saúde da UNASP (Universidade Adventista de São Paulo).

FRANCISCO BALESTRIN

Presidente da Federação Mundial de Hospitais (IHF – International Hospital Federation). Presidente do Colégio Brasileiro de Executivos da Saúde (Cebexs). Membro do Conselho de

Administração da Associação Nacional de Hospitais Privados (Anahp). Vice-Presidente Executivo e Diretor Médico Corporativo do Grupo VITA. Graduado em Medicina, completou Residência Médica em Administração em Saúde no Hospital das Clínicas da Faculdade de Medicina da Universidade de São Paulo (USP). Especialista em Saúde Pública pela Faculdade de Saúde Pública da USP e em Administração Hospitalar pelo PROAHSA, da Escola de Administração de Empresas da Fundação Getúlio Vargas (FGV). MBA em Gestão de Planos de Saúde.

GUSTAVO ALVES ANDRADE DOS SANTOS

Graduado em Farmácia e Bioquímica pela UNIP (1993). Pós-Graduado em Farmácia Hospitalar pelas Faculdades Oswaldo Cruz (1997). Mestrado em Farmácia (área: Produtos Naturais e Sintéticos Bioativos) pela Universidade Bandeirante (2009). Doutorado em Biotecnologia e Inovação em Saúde (área: Estudos Pré-Clínicos e Clínicos de Produtos Biotecnológicos) pela Universidade Anhanguera de São Paulo (2016). Pós-Doutorando em Neurociências pela Faculdade de Medicina da USP de Ribeirão Preto. Membro da Istaart Alzheimer´s Association International Society to Advance Alzheimer´s Research and Treatment. Atualmente é Professor e Coordenador da Pós-Graduação em Farmacologia Clínica e Farmacoterapia do Senac e da Pós-Graduação em Farmácia Clínica e Hospitalar do Senac. Professor da Pós-Graduação em Farmácia Hospitalar das Faculdades Oswaldo Cruz. Autor de livros no segmento farmacêutico. Foi Coordenador da Comissão Assessora de Farmácia Hospitalar do Conselho Regional de Farmácia do Estado de São Paulo (2010-2013) e Vice-presidente da SBRAFH – regional São Paulo (2012-2013). Atualmente é Coordenador do Grupo Técnico de Cuidados Farmacêuticos ao Idoso do Conselho Regional de Farmácia do Estado de São Paulo (2016, atual).

MARCELO CHANES

Enfermeiro pela USP. Especialista em Administração Hospitalar pelo IPH. Mestre em Gerenciamento em Enfermagem.

Doutor em Ciências pela USP. Docente de Cursos de Pós-Graduação sobre Liderança e Gestão do Cuidado nos diversos setores de serviços de saúde. Diretor da MARCELO CHANE Evoluindo Talentos. Revisor ad hoc dos periódicos Nurse & Computers, Nurse Education Today e International Journal of Nursing Knowledge.

MOACIR PEREIRA

Administrador pela PUC – Campinas. Pós-Graduação em Administração pela Pontifícia Universidade Católica de Campinas. Mestrado em Engenharia de Produção pela Universidade Metodista de Piracicaba. Doutorado em Engenharia de Produção pela Universidade Metodista de Piracicaba. Pós-Doutorado pelo Centro de Tecnologia da Informação Renato Archer – CTI. Professor na Graduação e Pós-Graduação no Centro Universitário Salesiano de São Paulo. Experiência na área de Engenharia de Produção, com ênfase em Logística e Administração de Materiais, Administração da Produção, Logística Reversa de Equipamentos Eletromédicos, Teoria das Organizações e Estrutura Organizacional. Em 16/10/2018 recebi a honraria "Diploma de Mérito Educacional Prof. Darcy Ribeiro", da Câmara Municipal de Campinas/SP.

TERESINHA COVAS LISBOA

Pós-Doutorado em Administração pela FCU – Florida Christian University. Doutorado em Administração – CAPES 5 pela Universidade Presbiteriana Mackenzie. Mestrado em Administração dos Serviços de Saúde pelo Centro Universitário São Camilo. Especialização em Administração Hospitalar pelo Centro Universitário São Camilo. Especialização em Didática do Ensino Superior pela Universidade Presbiteriana Mackenzie. Docente Titular da Universidade Paulista – UNIP. Professora convidada da Faculdade de Medicina da Santa Casa da Misericórdia de São Paulo. Professora convidada da Universidade Metodista. Presidente da FAPESA – Fundo de Apoio à Pesquisa e Extensão. Coordenadora de Pós-Graduação da Faculdade

INESP. Sócia-Diretora da TCL Consultoria e Assessoria S/C Ltda. Professora convidada do Programa de Mestrado em Educação e Administração da Florida Christian University. Livros e artigos publicados nas áreas: Administração Hospitalar, Administração Geral, Gestão de Pessoas. Coordenadora do Grupo de Excelência de Instituições de Ensino Superior do CRA/SP. Membro do Grupo de Excelência do Grupo de Excelência de Administração em Saúde. Diretora do Sindicato das Empresas de Administração do Estado de São Paulo. Diretora da Associação das Empresas de Administração do Estado de São Paulo. Perita Judicial na Área de Administração nos termos do art. 156, parágrafo 1º do CPC. Conselheira – Conselho Federal de Administração – Jurisdição CRA/SP.

VALDIR RIBEIRO BORBA

Administrador Hospitalar pela Faculdade de Saúde Pública – USP. Mestre em Administração pelo Centro Universitário Moura Lacerda. Pós-Graduando em Gestão de Negócios de Saúde pela Fundação Dom Cabral. Administrador Hospitalar Emérito 1991 pelo Colégio Brasileiro de Administradores Hospitalares. Docente Convidado da FGV Rio de Janeiro e da Fundação Unimed – Belo Horizonte. Autor de Diversos livros sobre Gestão hospitalar. Atual Gestor Executivo do Hospital Infantil e Maternidade Femina de Cuiabá – MT.

Agradecimentos

Álvaro Ferreira Lisboa Júnior

A todas as pessoas que, de alguma forma, participaram do tema dos resíduos de saúde e, especialmente, à minha esposa e mestra Teresinha e ao meu filho Marcelo.

Edmir Kuazaqui

Com saudades, dedico a minha participação neste livro aos meus pais, Yoshie Kameoka Kuazaqui e Iorucika Kuazaqui, e ao meu irmão, Edson Toshiassu Kuazaqui.

Eduardo Regonha

Nesta oportunidade, venho aproveitar este espaço para agradecer a todos aqueles que tornaram possível a realização desta obra: o envolvimento e a dedicação de todos os autores, à Professora Teresinha Covas que sempre estimula a todos e demonstra sua confiança no trabalho de cada um, à Sarvier Editora de Livros Médicos que também confiou em todos e, finalmente, agradeço a DEUS por mais esta conquista.

Gustavo Alves Andrade dos Santos

Dedico esta obra a minha esposa Cláudia e minha filha Gabriela, responsáveis pela sustentação da minha trajetória profissional; e também aos milhares de alunos que tive o prazer de ensinar e com os quais também aprendi. Uma menção especial a todos que acreditam no poder modificador da educação.

Marcelo Chanes

Dedico este livro a todos os gestores em saúde que buscam uma formação mais completa e são inquietos e sedentos por mais sabedoria e conhecimento. Tais gestores são a mola mestra das mudanças necessárias no cenário da Saúde na terceira década do novo milênio para que os desafios que emergem à nossa frente possam ser enfrentados com resultados efetivos e positivos em saúde.

Moacir Pereira

Agradeço a Deus por constantemente colocar diante de mim importantes desafios, que me permitem ampliar minhas realizações profissionais. Não posso deixar de agradecer à Professora Teresinha Covas pela proposta de trabalhar em um dos capítulos deste livro "Gestão Hospitalar no Brasil", fazendo-me sentir bastante honrado pela confiança que me foi conferida.

Teresinha Covas Lisboa

Agradecimentos ao meu marido Álvaro e ao meu filho Marcelo pelo estímulo e parceria e aos autores que dedicam sua vida profissional para a melhoria da gestão em saúde. À Sarvier Editora de Livros Médicos, agradecimentos pela confiança na realização desta obra.

Valdir Borba

Nossos agradecimentos a Deus, a todos os autores desta obra, aos profissionais da gestão e que se dedicam em servir na área da saúde e especialmente aos editores que confiaram em nosso trabalho.

Prefácio

A obra é um primor de modelos criativos e sob a óptica da difusão do conhecimento traz uma visão crítica e pertinente da gestão em saúde.

Vale lembrar que a hospitalização é apenas uma parte de um emaranhado de funções que requerem um entrosamento na salvaguarda da vida humana.

Este livro, com autores de mais variáveis especialidades, compõe-se em um verdadeiro tratado de gestão hospitalar.

Aborda técnicas variadas de organização e governança para não só preservar, como também valorizar a vida humana.

Procura integrar conceitos e práticas essenciais ao bom desempenho de uma unidade de saúde. Propõe formas de integração com o objetivo de vencer desafios e propor apoios indispensáveis a um processo de gestão de sucesso. E, mais do que isso, estabelece critérios de um comprometimento de todos na organização.

As estratégias apresentadas nesta obra se constituem de modelos de gestão de uma organização responsável e ao mesmo tempo criativa.

A palavra-chave do futuro é sem dúvida humanização.

Em unidade de saúde todos desempenham uma função tanto de preservar como estimular uma vida melhor sob todos os aspectos.

Todos são vistos como gestores em suas unidades de ação. E isso implica conhecer técnicas de saúde e da vida humana em sua mais esplendorosa magnitude.

Ler este livro é um momento de raro aprendizado, que busca desenvolver com humildade um conhecimento diferenciado que se renova a cada momento. Pois a vida é apenas um momento que precisa ser valorizado para um desfrutar saudável.

Ler é algo prazeroso e estimulante, parabéns a todos os autores.

Marcos Cobra

MARCOS NOGUEIRA COBRA

Formação Acadêmica
- Doutorado – ano conclusão 1989 – FGV-EAESP.
- Mestrado – ano conclusão 1981 – FGV-EAESP.
- Especialização – ano conclusão 1973 – CPG na FGV-EAESP.
- Graduação – ano conclusão 1966 – FGV-EAESP.

Especialidades
- Estratégias de Marketing de Serviços (turismo, marketing para serviços financeiros etc.).
- Gestão de Vendas.
- Planejamento Estratégico.
- Gestão de Marketing.

Atividades da FGV-EAESP
- Coordenador do Cenpro – Centro de Estudos de Comunicação e Marketing.
- Professor titular desde 1995.
- Ex-chefe de Departamento de Mercadologia de 1995-2000 e 2004 a 2007.
- Subcoordenador do PEC – Programa de Educação continuada.
- Coordenador de Intercâmbios Internacionais.

Publicações

Total de livros editados: 45
- Administração de Marketing no Brasil – Cobra Editora, 3ª edição 2008.
- Administração de Marketing no Brasil. Editora Campus, 2009.
- Marketing do Entretenimento – organizador e autor de 3 capítulos. Editora Senac e Cobra Editora, 2008.
- Marketing & Moda – Editora Senac e Cobra Editora, 1ª edição 2007.
- Gestão de Vendas – coautor. Editora Saraiva e Cobra Editora, 2007.

- Gestão de Vendas – coautor. Gestão Plus edições. Lisboa, Portugal, 2009.
- Estratégias de Marketing de Serviços – Cobra Editora, 3ª edição, 2008.

Experiência Empresarial

- Consultor de Empresas desde 1975: Sadia, Vale, Pirelli etc.
- Reitor da Academia de Serviços da TAM Linhas Aéreas, 2000-2001.
- Editor de livros na Cobra Editora e Presidente da ALAM – Associación Latino Americana de Acadêmicos de Marketing.
- Consultor educacional – Instituto Presbiteriano Mackenzie – 2009 e Universidade.

Outros

- Membro do Conselho de Ética da ABAP – Associação Brasileira das Agências de Publicidade desde 2007.
- Presidente do Instituto Latino-Americano de Marketing – Professor Marcos Cobra.
- Sócio-Diretor da Marcos Cobra Editora e Desenvolvimento Empresarial.
- Professor de Pos graduacion/dotorado da Universidad de la Empresa – UDE – Montevideu – Uruguai.
- Conselheiro no CRA-SP. Conselho Regional de Administração São Paulo a partir de 2018.

Apresentação

A obra Gestão Contemporânea em Saúde foi desenvolvida para auxiliar os profissionais que atuam na área hospitalar, seja na área de gestão nos seus diversos níveis, seja para aqueles que querem melhorar seus conhecimentos, aperfeiçoando-se para o crescimento profissional.

O corpo autoral é composto por um grupo multiprofissional altamente qualificado, docentes, pesquisadores, com experiência em diversas áreas de atuação hospitalar.

A obra é constituída por 9 capítulos, divididos em assuntos de todo o universo hospitalar, iniciando pelos desafios dos executivos do futuro, passando pelo controle no pronto atendimento, a preocupação com a humanização no atendimento, a discussão sobre a utilização de ferramentas de *marketing* em saúde, o gerenciamento da farmácia hospitalar em suas dimensões clínicas e técnicas, uma discussão atual sobre a responsabilidade dos geradores de resíduos sólidos de serviços de saúde (RSSS), a geração de valor ao paciente com a logística em saúde, uma abordagem importante sobre a gestão contábil e financeira das instituições de saúde, finalizando com uma abordagem sobre assuntos que são vitais para a constituição e sobrevivência de um hospital, que são as gestões de contratos, terceirização e licitações.

O objetivo desta obra é que profissionais que atuem em instituições hospitalares possam fazer uso do conhecimento desses renomados profissionais, melhorando sua atuação nas Instituições onde atuam, melhorando o trabalho de suas equipes de colaboradores em prol de melhor atendimento e acolhimento dos seus pacientes.

Marcos Machado Ferreira
Farmacêutico – Bioquímico.
Presidente do Conselho Regional de Farmácia de São Paulo.

Conteúdo

1 Gestão do Hospital do Futuro – Os Desafios dos Executivos do Futuro 1
   Francisco Balestrin

2 Conflitos de Controle no Pronto Atendimento 13
   Marcelo Chanes

3 Gestão dos Serviços de Apoio e Humanização no Atendimento.. 22
   Teresinha Covas Lisboa

4 *Marketing* em Saúde: Discussão Sobre a Utilização de Suas Ferramentas... 41
   Edmir Kuazaqui

5 Dimensões Clínicas, Técnicas e Gerenciais da Farmácia Hospitalar... 56
   Gustavo Alves Andrade dos Santos

6 Responsabilidade dos Geradores de Resíduos Sólidos de Serviços de Saúde (RSSS) 73
   Álvaro Ferreira Lisboa Júnior

7 Logística Hospitalar: Gerando Valor ao Paciente 86
   Moacir Pereira

8 Gestão Contábil, Controles Financeiros, Custos e
Orçamento de Instituições de Saúde... 104
   Eduardo Regonha

9 Gestão de Contratos, Terceirização e Licitações
Hospitalares 134
   Adriano Maikel Santos Pereira
   Valdir Ribeiro Borba

capítulo 1

Gestão do Hospital do Futuro – Os Desafios dos Executivos do Futuro

Francisco Balestrin

Resumo

A evolução da administração hospitalar está diretamente relacionada à história dos hospitais e da medicina. Ao longo do tempo, a função e a contribuição dessas organizações sofreram transformações profundas – de depósito de doentes, ainda no período colonial, tornaram-se centros de saúde altamente complexos, que concentram técnica, diagnóstico, estudo, desenvolvimento e ensino. Nesse contexto, o objetivo deste capítulo é lançar luz sobre temas relevantes e pertinentes aos desafios da administração hospitalar do futuro, tanto do ponto de vista das instituições quanto dos gestores do futuro.

Introdução

Os hospitais são organizações complexas e sua gestão adequada um grande desafio. O modelo de negócio dessas instituições não se enquadra nos padrões administrativos de outros segmentos. A começar por seu próprio produto: a prestação de serviços que tem por finalidade a recuperação completa do indivíduo.

No ambiente hospitalar há multiplicidade de serviços e uma série de profissionais que atuam na atividade-fim das instituições – como médicos e enfermeiros, por exemplo –, que são os grandes responsáveis diretos pelo êxito organizacional, contudo não operam diretamente na sua administração. Além disso, trata-se de um meio em que novas tecnologias se fazem presentes a todo momento, exigindo cada vez mais especialização dos profissionais.

Outros desafios importantes referem-se às transformações demográficas e epidemiológicas da população, que fazem com que as instituições precisem se adaptar ao novo perfil do doente; o empoderamento do paciente, cada vez mais exigente e participativo no processo de cuidado; e os avanços na medicina, da inteligência artificial e do *big data*.

> As organizações precisarão, por um lado, liderar as mudanças e, por outro, adaptar-se a elas. Para tanto, precisarão, em primeiro lugar, apostar na colaboração, fundamental para prover cuidado centrado no paciente. Outra questão é a robótica, que promete revolucionar os papéis desempenhados pelos profissionais. A medicina preventiva ganha importância crescente, já que interfere no manejo de doenças crônicas evitáveis. *Data intelligence* e atenção individualizada completam o pacote[1].

Segundo Roodenbeke, os executivos deverão, antes de tudo, saber lidar com a incerteza e a complexidade inerentes ao setor. Outra questão decisiva é a agilidade, que, segundo o executivo, anda em falta na saúde.

> A maioria das organizações não é ágil e não tem capacidade de mudar, mas nós teremos de desenvolver essas habilidades. A curiosidade se torna a característica mais importante, pois auxilia os líderes a manterem olhos e orelhas abertos a tudo que acontece[1].

Nesse contexto, o objetivo deste capítulo é lançar luz sobre temas relevantes e pertinentes aos desafios da administração hospitalar do futuro, tanto do ponto de vista das instituições quanto dos gestores do futuro.

Contextualização

A evolução da administração hospitalar está diretamente relacionada à história dos hospitais e da medicina. Ao longo do tempo, a função e a contribuição dessas organizações sofreram transformações profundas – de depósito de doentes, ainda no período colonial, tornaram-se centros de saúde altamente complexos, que concentram técnica, diagnóstico, estudo, desenvolvimento e ensino.

Os hospitais no Brasil, assim como em outros países, foram administrados por religiosos, médicos, enfermeiros ou pessoas da comunidade, devido ao fato de não serem vistos como uma empresa e sim como uma "instituição de caridade", relata o livro O Hospital: Memórias de um Brasil em transformação. Nem sempre o gestor conhecia a prática hospitalar, nem as técnicas de gerenciamento, pois a escolha ocorria de forma empírica. Na verdade, não existia a figura do gestor, mas, sim, a função de manter a estrutura física e de cuidar das despesas com os poucos recursos existentes.

A administração hospitalar profissional, em que o hospital passa a ser visto como uma empresa e a contar com uma gestão profissional, é recente. Fajardo, 1972, Galán Morera, 1996, Barquin, 1992, autores da América Latina, são unânimes em afirmar que em seus respectivos países os cursos de administração hospitalar foram criados para preparar os profissionais para atuar nos serviços de saúde e eliminar o empirismo. Como consequência, o administrador hospitalar passa a integrar o elenco de profissionais da área da saúde e tem a oportunidade de utilizar os conhecimentos adquiridos na vida acadêmica, tendo como responsabilidade maior proporcionar o equilíbrio financeiro aliado ao crescimento da organização[2-4].

No Brasil, a modernização dos hospitais começa com a industrialização, na década de 1930, que, "baseada na experimentação dita científica e na tecnologia, colocou os hospitais como centro de atenção e integração de técnicas e equipamentos, tornando-os crescentemente imprescindíveis para a atenção à saúde", escreveram os pesquisadores da Pontifícia Universidade Católica de São Paulo (PUC-SP), Amorim e Perillo[3].

Entre as mudanças ao longo do tempo, há um ponto impassível: a visão missionária de atender pessoas, um propósito que leva a refletir sobre o equilíbrio entre duas forças igualmente importantes. Em primeiro lugar, zelar pelos aspectos sensíveis da assistência hospitalar, como humanização e entendimento de que o bem-estar e a segurança do paciente são sempre a meta máxima. Ao mesmo tempo, preservar a sustentabilidade econômica da operação, o que é muito diferente de uma inclinação absolutamente financista, destinada a usar o cliente como alimento das fornalhas do resultado financeiro. Isso, sem jamais também declinar de seu papel central na formação de recursos humanos para o setor de saúde e de centro gerador de conhecimento para, por meio de ações educativas, contribuir intensamente com o desenvolvimento tecnológico e científico.

Desafios do Sistema

Apesar da profissionalização do modelo de gestão das instituições hospitalares ao longo do tempo, ainda há grandes desafios a serem superados no que se refere ao papel dessas instituições no sistema de saúde. A população ainda enxerga o hospital como centro de assistência e busca, principalmente os serviços de urgência e emergência, inclusive para problemas de baixa complexidade. Isso se deve não só à própria cultura brasileira, mas também à lógica econômica: com o pagamento por serviços e tecnologia cada vez mais especializados.

Professor emérito de Cirurgia da Faculdade de Medicina da USP, Dario Birolin, em entrevista à Carta Capital, criticou o sistema fragmentado. "Até poucos anos atrás, os exames de laboratório e de imagem eram denominados complementares. Nos dias atuais, o que está se tornando cada vez mais complementar é a avaliação clínica e o exame físico do doente. Por outro lado, o perfil do enfermo mudou radicalmente. Em virtude da avalanche de informações, o paciente tornou-se 'impaciente'. Consulta o dr. Google, faz seu próprio diagnóstico, procura um especialista e exige que este solicite exames, prescreva medicamentos e, quanto mais novos, melhor. Não é incomum que o 'impaciente' consulte vários especialistas que nem sequer conversam entre si. Uma das consequências é o 'impaciente' se tornar vítima de 'achados de exames' e de efeitos colaterais. É o que eu denomino de 'síndrome da fragmentação'[6]".

O empenho do segmento em ampliar a oferta de tecnologia, capaz de tornar os tratamentos mais efetivos e menos invasivos, permitir o melhor aproveitamento dos leitos hospitalares e reduzir o tempo de internação, de alguma forma, pode ter colocado a descoberto aspectos essenciais do atendimento médico.

O modelo de pagamento prevalente, que remunera a complexidade, em vez de efetividade, leva mais pacientes às mesas de cirurgia, mesmo que nem sempre os benefícios compensem os riscos.

"A medicina contemporânea lida mal com o envelhecimento e a morte"[7], afirma o autor do livro Redes de Atenção em Saúde, Eugênio Vilaça Mendes. Mas a reestruturação dos tipos de cuidado e da atenção ainda enfrenta obstáculos relacionados não apenas ao próprio modelo de assistência atual, mas também à cultura do paciente e sua relação com o médico, hoje mais distante: ao mesmo tempo que demanda novos exames e procedimentos, mesmo quando desnecessários, o paciente ainda tem dificuldade para entender e questionar diagnósticos e prognósticos e não se percebe como o principal responsável por sua condição de saúde.

O especialista enfatiza a necessidade de educação e conscientização para mudar esse panorama. "Setenta e cinco por cento dos crônicos não precisam de cuidado profissional, precisam ser capacitados para o autocuidado. Quem se beneficia, efetivamente, da intervenção médica são os 25% de casos realmente graves. Agora, quem pode fazer a triagem e só remeter esse um quarto dos casos para o especialista?"[7] A resposta, na opinião de Mendes, passa pela atenção primária. "Vinte por cento das internações hospitalares são por condições sensíveis à atenção primária. Se os internados tivessem passado pelo atendimento primário, não estariam lá"[6].

Transformação do Negócio Hospital

Assim como tinha influência na economia, o hospital também era impactado por ela. Grandes empresas começavam a se estabelecer e suas práticas de administração foram adaptadas para o ambiente de saúde. Cargos de gestão e outras profissões, ligadas à engenharia e à tecnologia, tornaram-se mais importantes para lidar com a complexidade das operações. De protagonista, o médico passou, nos dias de hoje, a cliente. Sua ligação com o hospital não é mais tão intensa, seu nome não está mais atrelado exclusivamente a uma entidade, já que hoje é comum que os médicos tenham vínculos com pelo menos três instituições (48,5%, de acordo com a pesquisa Demografia Médica, 2015) e, para manter o padrão de atendimento, cabe, hoje, ao hospital definir os protocolos e as políticas de qualidade.

Para os especialistas da PUC-SP, "a transição do complexo médico-hospitalar para o complexo médico-industrial é origem de muitos dos atuais conflitos e dificuldades do sistema de saúde brasileiro, relativos às condições de vida do cidadão e seu acesso aos serviços de saúde. Nessa passagem, permanece o papel do Estado, ainda que desenvolva novas formas de atuação com os novos agentes, como as fontes pagadoras privadas"[5].

Na idealização do SUS, durante a Reforma Sanitária de 1988, já se discutia mudar o modelo "hospitalocêntrico", o que acabou privilegiando serviços ambulatoriais e atividades de prevenção, como campanhas de vacinação e combate a epidemias, tarefas para as quais o governo tinha experiência, já que estavam sob seu comando desde a república velha. Os serviços hospitalares continuaram sendo oferecidos, majoritariamente, pelo setor privado, como na época do Inamps, ainda que algumas instituições, como o Instituto Nacional do Câncer (Inca) e o Instituto Nacional de Traumatologia e Ortopedia (Into) sejam referências até hoje e estejam sob a responsabilidade do governo federal.

Parece estar claro que o principal desafio do sistema de saúde, hoje, talvez desde sempre, seja encontrar a pedra filosofal da assistência médica, que, pretensiosamente, pode ser definida como o equilíbrio entre uma operação eficiente e integrada e a empatia e a humanidade que inspiraram sua gênese.

Gestor do Futuro

Durante o 5º Conahp (Congresso Nacional de Hospitais Privados), promovido em 2017 pela Anahp (Associação Nacional de Hospitais Privados), executivos que combinam a formação em medicina com forte atuação na área gerencial enfatizam que a medicina e sua sustentabilidade dependerão, no futuro, de lideranças médicas. No entanto, reforçam a importância da interação com outras áreas, em atuação conjunta, não fragmentada.

Para o médico e executivo Salvador, em determinadas situações, a atuação médica desempenha apelo decisivo, pois o corpo clínico se identifica melhor com quem considera um par. "Mas é claro que existem outras capacidades que um gestor precisa desenvolver, como a capacidade de se relacionar, de mobilizar as pessoas em torno de objetivos comuns e de ser um grande negociador. Nesse caso, são capacidades mais comportamentais do que técnicas, ser médico não faz diferença"[8].

Klajner enxerga uma vantagem grande no fato de o gestor ser médico, principalmente pela capacidade de influenciar os pares, vivenciar o dia a dia do hospital e propor soluções para os problemas cotidianos[9].

Para seguir em frente, os executivos deverão, antes de tudo, saber lidar com a incerteza e a complexidade inerentes ao setor. O futuro, afirma Roodenbeke, agora está nas mãos dos próprios profissionais. "Ser gestor de saúde não é uma função de meio período, exige 100% de comprometimento. As grandes tendências que orientam as transformações no setor são conhecidas, as capacidades exigidas dos executivos foram identificadas e as ferramentas para apoiar o desenvolvimento dessas capacidades estão disponíveis"[1].

Hospital do Futuro

Para Borràs, Sênior Associate do IESE Business School, os melhores hospitais do futuro terão papel de liderança e influência sobre todo o sistema e as comunidades que os rodeiam.

Para saber como será o Hospital do Futuro, Borràs analisou dois hospitais líderes na Europa: o Karolinska University Hospital, em Estocolmo, na Suécia, e o Hospital Clínic Barcelona, na capital catalã, e encontrou neles características comuns. Inaugurado em 1940 como hospital universitário da Universidade de Estocolmo, o Karolinksa tem cerca de 1.700 leitos, 15 mil funcionários e atende cerca de 109 mil pacientes ao ano. Já o Hospital Clínic Barcelona é de 1906, com 850 leitos e 4.500 empregados, com 46 mil admissões anuais. O panorama encontrado em ambos é de transformação, ou seja, o hospital do futuro será muito diferente em pouco tempo, fazendo coisas diferentes de modo diferente e assumindo papel mais ativo dentro do próprio sistema de saúde.

Essas características foram resumidas por Borràs em 14 mensagens-chave que descrevem quais serão os novos papéis para os hospitais líderes na Europa e apresentadas durante o 5º Conahp[9].

Contexto triplamente desafiador

Os hospitais do futuro enfrentarão (ou já enfrentam) três desafios fundamentais e combinados: necessidades de saúde crescente, recursos decrescentes e novos valores sociais. Traduzindo, pacientes mais numerosos, mais idosos e conscientes, demandando tecnologias cada vez mais caras e tornando-se socialmente mais relevantes.

Hospitais menores e mais complexos

Espera-se dos hospitais líderes que tenham foco em serviços de alto valor e alta complexidade e que sejam mais eficientes. Marca registrada dos hospitais no imaginário popular, as portas da emergência viradas para a rua talvez se tornem fato do passado: o Karolinska só é acessível de helicóptero ou ambulância, por exemplo.

Um novo escopo de serviços

Medicina personalizada e proativa, além de diagnósticos baseados em genômica, serão alguns dos novos serviços oferecidos pelos hospitais líderes no futuro, dentro de uma ampla variedade de novas atividades. Grandes hospitais globais investem em *startups* especializadas em sequenciamento de DNA, o que deve aumentar a precisão da medicina praticada nessas instituições.

Orientação e territórios

Hospitais prestarão serviços complexos aos pacientes e também administrarão a saúde dos moradores da área física da cidade em que estão localizados, prestando atenção primária. É uma consequência da mudança do perfil epidemiológico das populações que o cercam, com mais doenças crônicas que precisam ser gerenciadas. Trata-se de um apoio concreto aos centros de cuidado primário.

Redesenhar serviços por meio do conhecimento

O conjunto de conhecimentos acumulados em um hospital é fundamental para o redesenho e o replanejamento dos serviços de saúde prestados pelo hospital do futuro. "O *Triple Aim*, conceito desenvolvido pelo *Institute for Healthcare Improvement* (IHI), pode ser um bom ponto de partida metodológico"[10].

Organizações abertas e distribuídas

Hospitais serão mais amplos, abertos, menos definidos por estruturas e prontos para oferecer serviços para além de suas paredes. Isso significa que eles vão poder estar mais perto dos pacientes. Provavelmente farão um esforço maior para manter o paciente fora do hospital do que para o ter dentro. "O Hospital Clínic, por exemplo, está investindo em estruturas especializadas em emergência fora do prédio principal, espalhados pela cidade"[10].

Centros de inovação de tecnologia e serviços

Hospitais serão grandes impulsionadores da inovação ao adotar e disseminar novas tecnologias e serviços decorrentes, de forma profissional e segura. "O Karolinska, por exemplo, possui uma estrutura apenas para inovação, em colaboração com *players* de vários setores. Um dos planos é oferecer espaço para companhias e indústria estarem dentro do hospital, tornando a inovação mais simples e ágil"[10].

Educação e pesquisa como resultados-chave

Ser e continuar sendo centros de pesquisa e ensino de novos profissionais: este é um dos objetivos mais importantes que um hospital do futuro pode ter. Ambas as atividades agregam conhecimento e novas capacidades à instituição.

Compartilhamento de risco com os *stakeholders*

Novos modelos de compartilhamento de risco começam a surgir e permitem que os riscos inerentes ao cuidado sejam, em boa parte, divididos com provedores de serviços e produtos. "Em alguns países desenvolvidos já é possível observar exemplos, inclusive no contexto de cuidados de saúde"[10].

Profissionais em governança hospitalar

Gestores terão papel diferente no futuro das instituições. Novos modelos de governança exigirão deles mais responsabilidades e participação em termos de estratégia e planejamento. "No Karolinska e no Hospital Clínic, os CEOs são médicos altamente qualificados, mas outros executivos de alto nível são oriundos de outros setores da indústria e apoiam esses CEOs"[10].

Cuidado integrado e equipes orientadas por processos

Esses hospitais líderes do futuro terão equipes assistenciais e de gestão muito mais orientadas para os processos e, a partir disso, serão capazes de criar ou mesmo adquirir novos modelos de cuidado.

Hospitais conectados

Muito provavelmente os pacientes do futuro passarão menos tempo no hospital ou instalações físicas de cuidado. Os profissionais devem cada vez mais fazer a gestão dos pacientes remotamente, em suas casas, conforme as tecnologias da informação e telecomunicações conectem as duas pontas com mais eficiência. "É um recurso particularmente valioso para pacientes crônicos"[10].

Novos papéis profissionais

As mudanças no papel dos profissionais do corpo assistencial vão nublar os limites entre médicos, enfermeiros e outros trabalhadores. Tudo dependerá dos novos modelos de cuidado e das tecnologias emergentes, como a genômica.

Inovação centrada no paciente

No futuro, quando os serviços de saúde forem redesenhados, teremos mais categorias profissionais desenhando a jornada do paciente. "Métodos como o *design thinking* são aliados potenciais"[10].

Considerações Finais

O hospital moderno concentra expertise e tecnologia, porém, a escalada de meios técnicos implica custos que ultrapassam a capacidade de investimento no setor. Espera-se que tal acúmulo de recursos traduza-se em resultados, o que dificilmente se justifica quando mais de 50% dos hospitais brasileiros têm 50 leitos ou menos e quando se constata o baixo índice de ocupação de muitas dessas instituições.

A otimização da assistência médico-hospitalar passa obrigatoriamente pela revisão do modelo atual. As limitações financeiras exigem monitoramento contínuo dos resultados e a adoção de processos que garantam segurança e eficiência. Menos de 5% dos hospitais brasileiros possuem qualificação expressa por acreditação, contraste brutal com países desenvolvidos. Nos Estados Unidos, por exemplo, 90% dos hospitais são acreditados.

O avanço da ciência e do desenvolvimento tecnológico permite diagnosticar e tratar doenças com resultados inimagináveis há poucas décadas, porém, o volume de desassistidos, apartados do progresso, não cessa de crescer. Estender a muitos os benefícios que hoje usufruem poucos é objetivo central do sistema de saúde. Assim, exige-se redobrada cautela na incorporação de novas tecnologias e todo cuidado para maximizar sua aplicação.

As instituições são expressão da sociedade, de suas aspirações e motivações.

O hospital é lugar destinado a dar vazão ao espírito humanitário da sociedade onde se insere, intenção que se materializa ao corresponder às esperanças dos que ali buscam conforto e, quando possível, cura. Mas, além de oferecer a melhor atenção aos doentes, cumpre-lhe educar e qualificar as pessoas e a comunidade em que se insere, transformando o indivíduo, a sociedade e o ambiente. Este, sim, o grande desafio dos gestores do hospital do futuro.

Referências Bibliográficas

1. Roodenbeke E. Executivos de futuro, o que podemos esperar? In: Revista Panorama, p. 14, nº 63. Associação Nacional de Hospitais Privados – Anahp; dezembro de 2017.
2. Barquin CM. Direción de hospitales: Sistemas de atención médica. 6ª ed. México: Interamericana; 1992.
3. Fajardo OG. Teoría y práctica de la administracion de la atencion medica y de hospitales. México: La Prensa Médica Mexicana; 1972.
4. Galán MR. Evaluación integral. In: Malagón Londoño G, Galán MR, Pontón LG. Administración hospitalaria. Bogotá: Panamericana; 1996.
5. Amorim MC, Perillo E. Formação do complexo médico hospitalar no Brasil. In: Revista Sociologia, nº 63; setembro de 2017.
6. Birolini D. A loucura da medicina moderna. In: Carta Capital, 2014.
7. Mendes EV. As redes de atenção à saúde. Brasília: Organização Pan-Americana da Saúde; 2011.
8. Salvador H. Executivos de futuro, o que podemos esperar? In: Revista Panorama, p. 16, nº 63, dezembro de 2017.
9. Klajner S. Executivos de futuro, o que podemos esperar? In: Revista Panorama, p. 16, nº 63, dezembro de 2017.
10. Borràs P. Líderes do futuro. In: Revista Panorama, p. 18, nº 63; dezembro de 2017.
11. O Hospital: Memórias de um Brasil em transformação. Associação Nacional de Hospitais Privados (Anahp). 2016.

capítulo 2

Conflitos de Controle no Pronto Atendimento

Marcelo Chanes

Resumo

O capítulo apresenta as ferramentas de classificação de risco de pacientes para minimizar os problemas decorrentes da atenção por ordem de chegada e garantir a equidade nos serviços. Mas, paralelamente, discute os impactos da violência na sociedade no cotidiano dos profissionais de pronto atendimento.

Contexto do Pronto Atendimento e da Decisão do Paciente a ser Atendido

O pronto atendimento hospitalar sempre lidou com o dilema da escolha sobre qual paciente deveria ter a prioridade no atendimento e qual poderia esperar. Em um mundo no qual o imediatismo é preponderante (Castells, 1999), os hospitais foram forçados a criar critérios mais concretos para a triagem de pacientes e seu escalonamento em fila de espera que, pela característica de um hospital, não se finda pela simples ordem de chegada.

Com isso, a *Canadian Triage and Acuite Scale* – CTAS (Escala Canadense de Triagem e Acurácia), proposta pela *Canadian Asso-*

ciation of Emergency Physicians – CAEP (Associação Canadense de Médicos de Emergência), foi elaborada.

A escala mostra o ponto mais crítico do pronto atendimento: a triagem.

Triagem vem do francês *trier* que significa separar ou selecionar (Goldim, 2003). E essa começou na Primeira Guerra Mundial pelos médicos franceses que cuidavam de seus soldados compatriotas feridos na guerra. Mas a triagem era feita com base na intuição do que seria urgência ou não. Os pacientes eram divididos em 3 grupos:

- aqueles que estavam além das possibilidades de ajuda;
- aqueles que morreriam se não tivessem o atendimento prioritário; e,
- aqueles que poderiam sobreviver sem um atendimento prioritário.

Ao verificar mais profundamente a triagem de pacientes em pronto atendimento, percebe-se que dois elementos devem ser cruzados na tomada de decisão de quem realiza a triagem: a gravidade do caso e a salvabilidade do caso.

Isso significa que nem todo caso grave (passível de ser prioridade) pode resultar em salvabilidade, o que o coloca em outra estrutura de atendimento.

A triagem hospitalar fez tal "seleção" de pacientes de diversas maneiras. Começou com a ordem de chegada que, muitas vezes, não era respeitada por pacientes que complicavam na sala de espera e alteravam a "ordem". Hoje, a abordagem, com o advento da gestão de riscos, buscou formas menos leigas e mais científicas para triar os pacientes (sobretudo ferramentas concretas de avaliação).

Assim, a CTAS foi elaborada e ganhou espaço mundo afora. Essa escala permite, com critérios mais concretos, possibilitar um raciocínio crítico e julgamento clínico por parte do profissional que tria para que avalie a gravidade e salvabillidade do caso, buscando uma atenção mais próxima da equidade possível.

A escala, representada por cores, auxilia na identificação rápida de cada paciente, possibilitando que todo profissional do pronto atendimento tenha uma visão integral do perfil dos pacientes em fila de espera.

A escala cria critérios para o atendimento, classificando os pacientes como na figura 2.1.

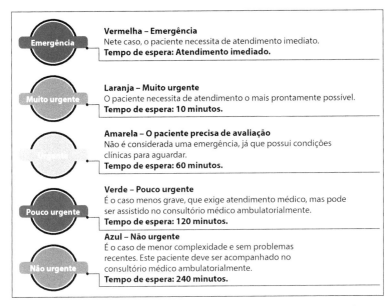

Figura 2.1 – Triagem de Manchester – padronização do pronto atendimento. Fonte: http://guineveremedicina.blogspot.com.br/2015/01/triagem-manchester.html.

Usualmente, o enfermeiro tem sido o profissional que executa a triagem no pronto atendimento utilizando perguntas básicas que levam à detecção de emergências, além da mensuração de sinais vitais para avaliar a condição hemodinâmica do paciente.

Paralela a essa escala, foi desenvolvida a escala de Manchester, na cidade de Manchester, na Inglaterra, em 1997, sendo a mais utilizada no Brasil, que apresenta a explicação das cores ao paciente de modo mais pontual. Isso nivela a expectativa de atendimento do paciente e auxilia na gestão de fila de espera (Figura 2.2).

Cabe ressaltar que o tempo de atendimento do paciente é afetado por diversas variáveis como:

- Dimensionamento de pessoal.

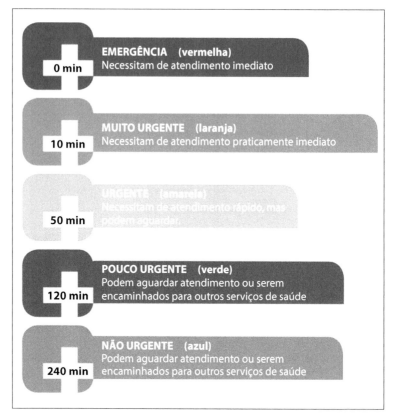

Figura 2.2 – Protocolo de Manchester – pulseiras coloridas sinalizam o nível de gravidade de cada caso. Fonte: https://passevip.com.br/pulseiras-protocolo-de-manchester.

- Número de pacientes com pulseiras de cores que exigem menos tempo de atendimento.
- Desastres ou tragédias naturais.
- Preparo adequado e repertório clínico do triador, entre outros fatores.

Assim, o processo de atendimento ao paciente que chega a um pronto atendimento no Brasil se dá dentro do protocolo apresentado na figura 2.3[3].

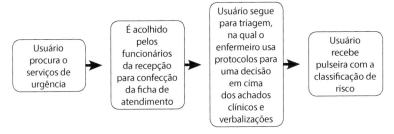

Figura 2.3 – Processo do pronto atendimento no Brasil. Adaptado de Servin.

Os critérios de avaliação mais utilizados, segundo Servin (s/d), são:

- O estado atual da patologia.
- Presença de sinais de alerta clínico, como palidez, febre alta, desmaio, desorientação etc.
- Condição dos sinais vitais como saturação de oxigênio, escala de Glasgow, idade, doenças preexistentes, constatação de uso de entorpecentes, álcool ou retardo mental.

Com tais dados, o paciente é encaminhado para a consulta médica, dentro do tempo estipulado pela escala de Manchester, mas monitoramentos e outras ações são realizados, como demonstram Serbin et al., s/d (Quadro 2.1)[4].

Quadro 2.1 – Exemplo de decisão clínica pelo enfermeiro de acordo com a classificação de riscos pela escala de Manchester.

Prioridade 1 (amarela)
Encaminhar para consulta médica imediata
Reavaliar em 30 minutos para certificar se há resposta ao tratamento proposto

Nota-se que a escala permite um processo decisório pelo enfermeiro que faz a triagem considerando diversos fatores que indicam o iminente risco de morte.

Relevância das Escalas de Classificação de Pacientes na Gestão de Conflitos em Pronto Atendimento

Muito se sabe do imediatismo da população atual. O ritmo de vida e a intolerância à espera imperam como caraterísticas do momento em que vivemos. Com isso, antes da implantação das escalas, muitos pacientes reclamavam, até mesmo acaloradamente, sobre a demora no atendimento.

No entanto, as escalas auxiliam o triador a esclarecer os motivos da cor que o paciente recebe e o tempo de espera, nivelando as expectativas de atendimento imediato, em situações que não o justificam.

Mas uma preocupação começa a emergir. Notar que o código azul é o perfil do paciente que não necessita ser, necessariamente, atendido pelo pronto atendimento. Mas, por não ser permitida a não oferta do atendimento, todos os pacientes acabam sendo classificados e atendidos em seus tempos.

Uma variável gerencial importantíssima não está sendo considerada na implantação das escalas no Brasil. Uma vez que o código azul não justifica atendimento hospitalar, justifica, então, atendimento em clínica ou ambulatório. Assim, uma reunião prévia à implantação dos protocolos de classificação com os serviços de saúde de atenção primária existentes no entorno do hospital deve ser realizada. O objetivo dessa reunião é favorecer o fluxo de encaminhamento desses pacientes para seus *loci* corretos de atendimento, desafogando as filas de espera dos hospitais com tantos códigos azuis e educando a população sobre a rede de saúde de sua comunidade e o objetivo de cada uma delas.

Recomenda-se que, nessa reunião, sejam estabelecidas parcerias entre os serviços de nível primário de atenção e o hospital de que os pacientes em código azul sairão do hospital com carta de encaminhamento ao serviço primário mais indicado. Tal ação demonstra ao paciente a coerência do sistema.

Para certificar-se do entendimento do paciente ou responsável, pode assinar embaixo do espaço do prontuário onde consta a instrução sobre o encaminhamento e os motivos. Cria-se aqui um respaldo jurídico e educacional.

Analisando o Cenário

Segundo Vasconcellos, Abreu e Maia (2012)[1], as taxas de violência contra profissionais de saúde de pronto atendimento aproximam-se de 80%. A superlotação que inviabiliza o dimensionamento feito faz com que o tempo de espera seja extrapolado em diversos casos e, como afirmam as autoras, "o ambiente de trabalho também é afetado intensamente pelo crescimento da violência". E características como superlotação dos serviços de pronto atendimento, ritmo acelerado de trabalho e sobrecarga de trabalho (gerando pouco tempo para dar atenção ao paciente que reclama) afetam diretamente a violência, que pode ser em forma de agressão, ofensa, prejuízo ou humilhação.

Devido à enfermagem ser predominantemente do sexo feminino, a violência ocorre mais facilmente, e muitas vezes pelos oprimidos pelo Estado ou por aqueles que sofrem assédio na vida ou trabalho e utilizam os momentos como clientes para reproduzir as violências vividas, como forma de, hipoteticamente, resolver seus conflitos internos.

Estudos mundiais citados por Gerberich et al. (2004)[2] demonstram que os profissionais de saúde de emergência já passam a considerar a violência inerente ao seu papel profissional, sendo uma ruptura social entre o correto e o vivido constantemente. Tais estudos, ainda, apontam os acompanhantes como os principais agressores.

A violência acontece mediante a insatisfação com o atendimento prestado ou pela longa espera. Mas, diante do alto uso indevido do pronto-socorro pela população do hospital como ambulatório ou consultório (código azul), o fenômeno torna-se um círculo vicioso.

Os tipos de agressão mais comuns, nesse contexto, estão apresentados no quadro 2.2.

Por esse fato, é importante a criação de uma rede entre o hospital e a rede de atenção primária para escoar os pacientes sem necessidade de atenção hospitalar para o nível de atenção adequado.

Os conflitos nos espaços de emergência não vão findar com essas iniciativas, visto que, ao acompanhar o pai que acabou de ter um infarto agudo do miocárdio e corre risco de morte, o acompanhante pode estar em estado de agressão.

Quadro 2.2 – Tipos de agressão e conceito.

Tipos de agressão	Conceito
Agressão física	Uso da força física contra o profissional de saúde resultando em lesão
Agressão verbal	Quaisquer maus-tratos falados de maneira explícita ou não que minimizam a importância e dignidade do profissional de saúde
Assédio moral	Comportamento ofensivo e intencional repetido na tentativa de humilhar

Então, o preparo da equipe de saúde por meio de treinamentos com o uso de cenários (dramatizações que simulam a realidade e são controladas) pode auxiliar o profissional a lidar com tais situações.

Outra estratégia útil é, no momento da agressão, a equipe aproximar-se do agressor na tentativa de intimidação e acionar a gerência responsável pela emergência no momento da agressão para que converse com o agressor. Tal iniciativa mostrará que o ato agressivo não é suportado pelo hospital e não passa despercebido.

O que ocorre, geralmente, é que muitos profissionais, ao verem a agressão, escondem-se para não "se envolver" ou se proteger.

Considerações Finais

O setor de emergência de um hospital sempre lidará com conflitos, considerando que o risco de morte é uma constante. Mas, ao identificar variáveis que podem ser removidas do espaço e, assim, proceder para retirá-las de modo eficaz e gerenciado pode minimizar os casos conflituosos, como, por exemplo, a formação da rede de atenção primária com o hospital.

A violência é parte da sociedade atual e estará presente no hospital também, por isso uma equipe bem treinada para lidar com o tema e uma gestão presente e atuante pode minimizar seus efeitos.

Lembrar que na emergência quanto mais os profissionais puderem focar-se no atendimento às vidas melhor a assistência e melhores as taxas de sobrevida.

Referências Bibliográficas

1. Castells M. A sociedade em rede. Rio de Janeiro: Paz e Terra; 1999.
2. Goldim JR. Aspectos éticos da assistência em situações de urgência e emergência. 2003. p. 1 Disponível em: http://www.ufrgs.br/HCPA/gppg/emergem.htm.
3. Servin SCN. Protocolo de Acolhimento com Classificação de Risco. Política Municipal de Humanização. Prefeitura de São Luís – Maranhão, 2010. Disponível em: http://bvsms.saude.gov.br/bvs/humanizacao/pub_destaques.php. Acessado em 10 de março de 2013.
4. Serbin et al. Prioridade 1 (amarela). s/d.
5. Vasconcellos IRR de, Abreu AMM, Maia E de L. Violência ocupacional sofrida pelos profissionais de enfermagem do serviço de pronto atendimento hospitalar. Rev Gaucha Enferm. 2012;33(2):167-75.
6. Gerberich SG, Church TR, McGovern PM, Hansen HE, Nachreiner NM, Geisser MS, et al. An epidemiological study of the magnitude and consequences of work related violence: the Minnesota Nurses' Study. Occup Environ Med. 2004;61(6):495-503.

capítulo 3

Gestão dos Serviços de Apoio e Humanização no Atendimento

Teresinha Covas Lisboa

Objetivos

Este capítulo tem como objetivo apresentar a gestão das áreas de apoio dos hospitais e que oferecem sustentabilidade à hotelaria hospitalar, visando ao acolhimento. Os princípios abordados estão inseridos nas práticas profissionais com foco na humanização do atendimento. Atualmente, percebe-se uma mudança de conceitos no ambiente de saúde e os serviços de apoio estão inseridos nesse princípio, uma vez que atendem diretamente às necessidades do paciente, acompanhantes e dos próprios colaboradores da instituição.

Introdução

Hospitalidade é o conjunto de serviços disponibilizados aos clientes internos e externos, para oferecer condições de assistência, conforto, bem-estar, segurança e qualidade no atendimento, agregando todas as práticas profissionais existentes nas instituições de saúde. Está vinculada à hotelaria hospitalar que, segundo Dias, "busca criar o organizar um espaço humano, tendo a função de contribuir no aprimoramento do sistema hospitalar". Pode ser caracterizado como acolhimento e humanização[1].

A hotelaria hospitalar, em contrapartida, objetiva, dentro das atividades que lhe são competentes, oferecer aos pacientes condições de bem-estar, assistência, segurança e qualidade no atendimento, agregando todas as práticas profissionais existentes nas instituições de saúde.

Para Boeger, "o hospital que implanta os serviços de hotelaria hospitalar visa desenvolver uma **atitude hospitaleira** em todos os pontos de contato com o cliente e, obviamente, não restringir essa postura ao departamento de hotelaria"[2].

Em hotelaria tradicional, todos os serviços de organização são disponibilizados aos clientes. Em hospitais, isso também ocorre, pois não se pode fragilizar a cadeia de gestão de serviços existentes em todas as unidades. É assim que se concretiza o real conceito de gestão de serviço de hotelaria hospitalar. Sistematicamente, da admissão até à alta, o paciente necessita conhecer e avaliar o serviço prestado, mesmo após seu atendimento.

Ao ser hospitalizado, o indivíduo afasta-se do trabalho, da família e dos amigos. Além de estar "hospedado" em um ambiente considerado estranho e distante das rotinas, suas carências necessitam ser supridas com as similaridades do dia a dia. Não acontecendo, o tratamento pode ser demorado e doloroso.

A recuperação e/ou restauração da saúde acontece, inicialmente, sob a óptica da humanização, instalações físicas e, principalmente, pelo atendimento oferecido.

Portanto, temos três momentos: a hospitalidade, a hotelaria hospitalar e a gestão dos serviços de apoio que estão intimamente ligadas com o ato de receber o paciente nas instituições de saúde.

Planejamento e Implantação dos Serviços de Apoio

Para Taraboulsi[3], os hospitais tentam livrar-se da imagem triste, de aglomerações de macas em corredores, cadeiras de rodas enfileiradas, ambiente frio, impressionando aqueles que ali vão buscar seu atendimento. Surgem, então, alguns fatores que são primordiais ao desenvolvimento desses serviços:

- o paciente/cliente externo deixou sua condição passiva e passou a exigir segurança, conforto e bem-estar no atendimento;
- as operadoras de planos de saúde e o Sistema Único de Saúde (SUS) passaram a atender com humanização e acolhimento;
- a equipe multidisciplinar/cliente interno sentiu-se obrigada a oferecer melhores condições de trabalho, bem como a profissionalizar e oferecer educação permanente.

E, dentro desses fatores, a trilogia hospitalidade, humanização e hotelaria integra-se para buscar metodologias de atendimento para melhorar a qualidade dos serviços prestados.

De acordo com Vasconcelos, *in* Torres e Lisboa[4], o planejamento e a implantação de um processo de hotelaria hospitalar passam por três fases básicas, a saber:

Concepção do projeto – é a fase do diagnóstico e define os passos a serem seguidos. Nessa fase, são detectadas as necessidades dos clientes internos e externos e as deficiências físicas (ambiente e recursos materiais).

Revisão de fluxos – entende-se por fluxo o processo interno por onde o paciente circula. O processo corresponde a cada etapa: recuperação, internação (se for o caso), procedimentos, recuperação e alta. Desde a internação até a alta, todas as unidades devem ter interação, considerando os recursos físicos, materiais e humanos. As informações precisam estar disponíveis a todos os funcionários, para que se possa avaliar o serviço prestado.

Revisão das interfaces – é a avaliação da inter-relação entre as unidades de serviço. A revisão corresponde a "o que" cada unidade executa, como executa e quais interações precisam ser reavaliadas. Além de verificar os recursos físicos e materiais, é necessário que os funcionários e/ou colaboradores passem por treinamento. Nele, devem estar presentes conceitos tradicionais, bem como a implantação de programas de sensibilização e humanização para todos os funcionários envolvidos. Quando planejamos o serviço, imediatamente estabelecemos instrumentos de controle, avaliação de desempenho e pesquisas de opinião.

É necessário que, segundo Lisboa, Ferreira e Ferreira, mudanças precisam ser realizadas na estrutura física, organização funcional (mão de obra) e melhora na prestação de serviços, criando facilidades para o atendimento aos pacientes[5].

Depois de detectadas as deficiências e as necessidades e estabelecido o diagnóstico do processo, a fase seguinte é o estabelecimento de metas para o desenvolvimento, a implantação e a adequação do processo.

Estabelecimento do fluxo e das interfaces

Primeiro, é preciso estabelecer fluxos adequados com relação aos recursos físicos, materiais e humanos, definindo, ao mesmo tempo, as interfaces entre os serviços em cada fase do fluxo, como é mostrado na figura 3.1.

Acompanhamento do processo

O acompanhamento do processo tem início logo após as primeiras etapas desenvolvidas e implantadas, por meio de avaliações, seguidas de ajustes necessários.

Os recursos utilizados para avaliação do processo são:
- entrevistas com os clientes internos e externos;
- aplicação de instrumento avaliativo quanto ao nível de satisfação e insatisfação, e consultivo sobre os pontos fortes e fracos existentes na empresa hospitalar para os clientes internos e externos;
- utilização dos resultados da ouvidoria;
- observação *in locus* das atividades exercidas;
- estabelecimento de educação permanente.

O processo de implantação e desenvolvimento da hotelaria hospitalar pode ser visualizado na figura 3.2.

Tipos de Serviços de Apoio

Acesso

De acordo com as normas para projetos físicos de estabelecimentos assistenciais de saúde, os acessos externos às instituições estão

Chegada/ admissão *check in* ↓	Agendamento Estacionamento Recepção Internação Sistema de informação Outros
Interfaces ↓	Agendamento *vs.* setor de internação Agendamentos *vs.* unidade de internação Setor de internação *vs.* unidade de internação Estacionamento *vs.* setor de internação Setor de internação *vs.* limpeza *vs.* serviço de processamento de roupas

Permanência do cliente/período de internação ↓	Recepção do cliente na unidade
	Hospedagem do cliente
	Monitoramento da qualidade do atendimento
	Assistência de enfermagem
	Assistência realizada
	Sistema de informação
	Sistema de transporte interno
	Sistema de apoio: Serviço de nutrição
	    Serviço de processamento de roupas
	    Serviço de limpeza
	    Serviço de manutenção
	    Outros

Interfaces ↓	SADT *vs.* enfermagem Serviços médicos *vs.* enfermagem Almoxarifado *vs.* enfermagem Internação *vs.* enfermagem UTI *vs.* enfermagem Nutrição *vs.* enfermagem Enfermagem *vs.* limpeza Enfermagem *vs.* rouparia Outros
Saída/alta/ *chek out* ↓	Elaboração dos procedimentos de *chek out* Sistemas de informação Acompanhamento do cliente Outros
Interfaces ↓	Enfermagem *vs.* internação Internação *vs.* estacionamento Enfermagem *vs.* faturamento Enfermagem *vs.* equipe multidisciplinar Outros
Serviços e recursos adicionais Programa de sensibilização	

Figura 3.1 – Fluxograma e interfaces entre serviços em hotelaria hospitalar.
Fonte: Adaptado de Torres e Lisboa (2001)[4].

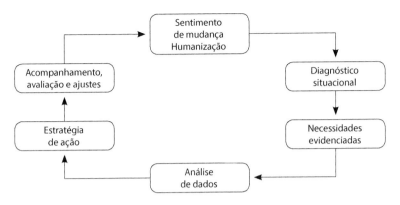

Figura 3.2 – Processo prático. Fonte: Torres e Lisboa, 2001.

relacionados diretamente com a circulação de usuários e de materiais. O acesso aos hospitais, pela via pública, deve possibilitar uma sinalização perfeita, no que diz respeito ao trânsito, com placas indicativas, fluxo direto etc.

No tocante ao acesso interno, é importante restringir o número desses acessos, evitando-se o cruzamento desnecessário de pessoas e serviços diferenciados.

As áreas de acesso precisam ser claras, desimpedidas e ventiladas.

Estacionamento

O local escolhido para o estacionamento deve quantificar vagas para viaturas de serviços e de passageiros. Ainda, é necessário que, para estacionamentos com até 10 vagas, duas sejam reservadas para deficientes físicos.

A existência de heliportos obedece às normas do Ministério da Aeronáutica/Departamento de Aviação Civil.

Recepção

Quando o objetivo é humanizar o atendimento, a recepção assume importante papel dentre os serviços necessários ao funcionamento do hospital. É o primeiro contato que o paciente estabelece e, por isso, tem grande peso na avaliação que ele fará ou em suas expectativas em relação aos outros serviços.

O funcionário da recepção deve ser muito bem preparado e demonstrar cordialidade, respeito, educação e simpatia para com os clientes, os colegas e seus supervisores. Ele deve ser capaz de dar informações seguras e sempre verdadeiras e mostrar-se eficiente na solução de problemas.

Outra função importante é a de encaminhar os pacientes para a unidade de internação, clínicas, exames etc.

Aos visitantes, a recepção tem a responsabilidade de direcioná-los ao local de visitas ou fornecer as informações solicitadas.

Alguns hospitais têm optado pela presença do capitão-porteiro, figura conhecida em hotelaria tradicional. É um serviço típico, cuja função é restrita à parte frontal do hospital e à porta principal de entrada. É o primeiro funcionário que o paciente e o visitante entram em contato ao chegar ao hospital. Trata-se da acolhida com humanização e educação, tratamento indispensável àquela pessoa que precisa de boa receptividade.

Em seguida, o mensageiro encaminha as pessoas à recepção, carregando as malas até seu destino.

O recepcionista deve colocar-se de forma receptiva, apresentar-se com boa aparência, ser cortês, discreto e ágil nas respostas.

A recepção está inter-relacionada com os demais setores do hospital.

Sinalização

A sinalização interna do hospital objetiva atender às necessidades dos pacientes e de seus acompanhantes, quanto à localização dos serviços externos e internos, e denomina-se "comunicação silenciosa". Um hospital bem sinalizado evita trânsito desnecessário e acúmulo de pessoas em unidades que necessitam de silêncio.

Alguns serviços de saúde utilizam serviços terceirizados que mostram as necessidades, planejam, implantam e fazem a manutenção.

Integração entre os serviços

Deve haver integração entre os diversos serviços oferecidos no hospital, de forma que o cliente tenha continuidade no nível de atendimento recebido em cada setor.

O processo começa desde que o cliente chega ao hospital e é recebido pelo capitão-porteiro, depois, dirige-se à recepção e dali é encaminhado para o centro cirúrgico, e assim por diante. Se a maioria desses serviços é de qualidade, e apenas um é ruim, já será o suficiente para que o cliente forme uma péssima imagem da empresa. Todos os serviços têm que seguir no mesmo compasso, havendo cooperação entre os setores, considerando que um setor é prestador de serviços dos outros. Somente assim o somatório dos serviços será bom.

Aspectos físicos e serviços de apoio

A construção do edifício em saúde está embasada em critérios legais (Resolução da Diretoria Colegiada – RDC 50/2002) e visam minimizar os índices de infecção hospitalar, observando um estudo detalhado de cada unidade projetada[6].

Segundo Matia, a resolução determina o planejamento, a programação, a elaboração e a avaliação dos projetos físicos dos estabelecimentos assistenciais de saúde[7].

O dimensionamento das áreas e os aspectos espaciais devem estar contidos em especificações dos órgãos competentes.

Apesar de não estabelecer uma tipologia de edifícios de saúde, apresenta, de maneira genérica, as formas de adequar peculiaridades epidemiológicas, populacionais e geográficas da região.

A implantação do fluxo prevê toda a movimentação de recursos físicos, materiais e humanos no edifício hospitalar.

O dimensionamento das áreas deve estar contido em especificações sanitárias do Ministério da Saúde, a fim de normatizar os projetos físicos de estabelecimentos assistenciais de saúde. Trata-se de um conjunto de princípios que criam os critérios funcionais básicos para serem adaptados à realidade de cada instituição.

É importante frisar que os critérios sobre as condições ambientais de conforto que a instituição deseja oferecer aos seus usuários não poderão fugir desses padrões. Poderão, sim, buscar melhor qualidade na aquisição de materiais de construção e acabamento.

Os critérios a serem considerados no dimensionamento são: circulações internas e externas, condições ambientais, controle de infecção hospitalar, instalações de segurança etc.

Implantação do fluxo

Entende-se por fluxo o processo interno por onde o paciente circula. Desde a internação até a alta, todas as unidades devem estar interagidas, considerando os recursos físicos, materiais e humanos.

O processo corresponde às seguintes etapas:

recepção → internação → procedimentos → recuperação → alta

O fluxo existente considera, também, a classificação de áreas hospitalares como premissa importante para o controle das infecções hospitalares. São elas:

Áreas críticas – oferecem maior risco de transmissão de infecções (unidade de terapia intensiva, centro de quimioterapia, isolamentos, necrotério etc.).

Áreas semicríticas – oferecem menor risco de transmissão de infecções (unidade de internação e ambulatórios).

Áreas não críticas – são áreas ocupadas por pacientes (áreas administrativas).

O treinamento e o desenvolvimento de pessoas possibilitarão a circulação de pessoas, de equipamentos e materiais nas áreas.

Mobiliário e decoração

A escolha do mobiliário requer critérios que contenham: bom gosto, funcionalidade, durabilidade, facilidade de limpeza e remoção.

O cuidado com as cores é outro quesito, tendo em vista que, em ambiente hospitalar, as cores escuras tornam o ambiente triste e pouco acolhedor.

Em internações de pediatria, procura-se usar móveis e decoração eminentemente com motivos infantis, a fim de que os pacientes se sintam distantes do ambiente que causa medo, intranquilidade e insegurança.

As circulações horizontais precisam ser seguras: corrimões, pisos antiderrapantes, bebedouros, telefones, áreas de conforto para os familiares.

Nas circulações verticais, observar a construção de escadas, rampas e elevadores, visando à segurança e às obediências às normas legais.

A decoração dos ambientes requer a presença de paisagista, para aconselhamento do tipo de plantas recomendadas.

Os quadros devem ser de motivos e cores suaves. Aos idosos e deficientes deve-se dar a atenção necessária, buscando recursos facilitadores e que promovam sua segurança nos recursos oferecidos.

Alimentação

A cozinha do hospital visa atender ao cliente interno (funcionários) e ao cliente externo (pacientes e acompanhantes). São dois serviços com características diferentes. Os funcionários serão atendidos com refeições feitas em escala, enquanto o paciente, muitas vezes, deve seguir uma dieta com restrições, prescrita pelo médico.

Dentro da ideologia da hotelaria hospitalar, a cozinha deve oferecer alimentação de qualidade para os dois tipos de clientes, o que trará alto nível de satisfação, contribuindo muito para a avaliação positiva da empresa.

O primeiro passo à qualidade, aliada à quantidade de refeições oferecidas, é o bom planejamento da cozinha.

O serviço de alimentação hospitalar é um serviço misto entre o atendimento em restaurante e o de alimentação transportada. Assim, o planejamento e o projeto deverão prever o restaurante convencional para atender o corpo clínico e administrativo, e também o atendimento do paciente e do acompanhante, transportando e servindo a refeição no próprio quarto do paciente.

O planejamento, a elaboração do projeto da cozinha e o dimensionamento dos equipamentos devem ser feitos por técnicos capacitados, com experiência nessa área, que devem dispor de informações básicas para iniciar o planejamento como: número de refeições diárias a serem oferecidas, por tipo de refeição (café, almoço, ceia, lanche); número de usuários; e qualidade e tipo de cardápio em função do público-alvo.

A área do serviço de alimentação hospitalar deve ser dividida nos setores de:

a) administração e estocagem;
b) cozinha; e
c) refeitório.

No serviço de hotelaria hospitalar, o diferencial é a qualidade da alimentação oferecida. A composição básica da equipe de alimentação inclui nutricionistas, chefe de cozinha, cozinheiros, copeiras, auxiliares de cozinha e auxiliares de serviços gerais.

O trabalho das nutricionistas e do chefe de cozinha é que permitirá elevar a qualidade das refeições e, consequentemente, a satisfação dos clientes.

O trabalho da equipe de nutricionistas inclui visitas diárias aos pacientes, para detectar suas preferências e aversões alimentares; a partir disso, é feita uma adaptação da dieta, considerando as restrições alimentares prescritas pelo médico. A finalidade é promover o encantamento do cliente. Para possibilitar a criação de pratos especiais para o paciente, entra em ação o chefe de cozinha, que faz adaptações em pratos normalmente oferecidos em restaurantes, utilizando ingredientes que agradam ao paciente e, ao mesmo tempo, não sejam conflitantes com as restrições médicas. O resultado é a obtenção de pratos saborosos e com excelente aspecto, que agradam muitíssimo aos pacientes.

Além disso, as nutricionistas são responsáveis pelas orientações dietéticas que o paciente recebe no momento da sua alta. Por exemplo, as mães são orientadas a respeito da alimentação correta durante o período de amamentação. Outra atividade do setor de nutrição é a participação das nutricionistas em palestras voltadas ao atendimento da comunidade, como palestras para gestantes, para pacientes diabéticos e para hipertensos.

Em cozinha comercial ou industrial, as principais fontes de contaminação são os manipuladores, o ambiente, os utensílios e equipamentos e as matérias-primas. Para evitar problemas de contaminação microbiana na cozinha, é preciso seguir rigidamente os procedimentos de controle higiênico-sanitário na produção de alimentos.

É importante acompanhar as orientações da Agência Nacional de Vigilância Sanitária em relação às boas práticas do serviço.

Serviço de Processamento de Roupas dos Serviços de Saúde (SPRSS)

A unidade de processamento da roupa de serviços de saúde é considerada um setor de apoio que tem como finalidade coletar, pesar, separar, processar, confeccionar, reparar e distribuir roupas em condições de uso, higiene, quantidade, qualidade e conservação a todas as unidades do serviço de saúde. Ela exerce uma atividade especializada, que pode ser própria ou terceirizada, intra ou extrasserviço de saúde, devendo garantir o atendimento à demanda e a continuidade da assistência[8].

Toda roupa utilizada no hospital é considerada infectante porque teve contato com o paciente, inclusive a usada no centro cirúrgico. Em hospitais ou nas empresas terceirizadas, o serviço de processamento de roupas deve ser projetado e operado sempre para combater a infecção hospitalar. Visa, também, adotar medidas obrigatórias para evitar a recontaminação das roupas processadas ou daquelas armazenadas em rouparias de unidades ou nos caminhões que fazem as entregas nos estabelecimentos assistenciais de saúde.

O Serviço de Processamento de Roupas é projetado de acordo com as Normas e Padrões de Construções e Instalações de Saúde do Ministério da Saúde e obedecem ao preconizado na RDC 06/2012, que se refere às Boas Práticas do serviço[9].

É preciso que esse serviço atenda a todas as especificações exigidas para obter a aprovação do projeto de Vigilância Sanitária, responsável pela fiscalização no local onde está o hospital.

É um serviço que pode ser próprio ou terceirizado, desde que obedeça às normas legais.

A rouparia do hospital merece atenção dos gestores em relação ao controle de evasão e ao armazenamento.

A evasão é consequência da ausência de mecanismos de controle e os serviços próprios ou terceirizados precisam estabelecer metodologias que minimizem essa evasão.

O importante é que a administração do hospital conscientize os públicos interno e externo de que a preservação do enxoval está relacionada com o patrimônio hospitalar.

Os hospitais que mantêm os serviços de hotelaria conseguem atingir um controle maior, tendo em vista a presença de camareiras e governantas.

Segurança patrimonial

No hospital, uma das tarefas do setor de segurança é fazer um trabalho administrativo pela checagem da entrada e saída de funcionários e fornecedores, na portaria de funcionários. A segurança também atua nos pontos estratégicos do hospital, para prevenir roubos, atos de violências e sequestros.

Atualmente, o setor tende a utilizar mais os recursos tecnológicos do que a força física. Para isso, é instalado um circuito interno de televisão, fechado, que é monitorado em uma sala técnica, e são colocados homens em lugares estratégicos.

Os funcionários da segurança têm também importante papel como prestadores de informações, uma vez que grande parte dos clientes recorre a eles, quando precisam de informações.

Para facilitar o trabalho dos seguranças, os clientes devem receber um crachá colorido, na recepção, restringindo o acesso a determinadas áreas do hospital. Pela cor do crachá, o segurança sabe visualmente que essa pessoa não terá acesso a determinados locais.

Governança e o serviço de limpeza e higiene hospitalar

O setor de governança é responsável pelos serviços de lavanderia, rouparia, jardinagem, limpeza e arrumação dos apartamentos e áreas sociais e pelos serviços gerais na área sob sua responsabilidade.

É responsabilidade do setor de governança o conforto e bem-estar do cliente. A principal função é a limpeza dos apartamentos, enfermarias, áreas administrativas, corredores e das áreas sociais. Outras funções são o fornecimento de uniformes, o controle de roupas dos apartamentos, os achados e perdidos, requisição de serviços de manutenção, as atividades do setor de costura, a preparação de orçamentos anuais, o controle das despesas do departamento, as pesquisas para novos equipamentos e produtos, a colaboração com o decorador na decoração e a preservação do inventário.

A governanta faz a distribuição das tarefas do setor entre seus subordinados, no caso, camareiras, estabelecendo rotinas para o trabalho diário. Para executar seu trabalho com eficiência, a governanta deve conhecer bem todo o seu pessoal e cuidar para que

sigam todas as normas operacionais e disciplinares do setor. Suas atribuições são:
- Orientar, acompanhar, avaliar e controlar a limpeza e arrumação dos apartamentos, áreas públicas e áreas de serviço.
- Orientar e fiscalizar a apresentação pessoal de seus funcionários.
- Fazer a distribuição das tarefas, considerando o desempenho dos seus subordinados.
- Trabalhar em conjunto com a recepção nas atividades que são de interesse mútuo entre os dois setores.
- Escolher os equipamentos e materiais do setor sobre as normas e procedimentos.
- Organizar e orientar os inventários para controle de materiais e equipamentos de serviço.
- Comunicar a necessidade de reparos ao serviço de manutenção e verificar a execução correta desses.
- Organizar o registro e a guarda de objetos e valores perdidos.
- Controlar as roupas de cama, toalhas etc., mantendo-as em bom estado de uso.
- Providenciar arranjos florais e a decoração do ambiente.
- Planejar, organizar e administrar todas as seções da governança.
- Fazer a admissão, substituição e promoção dos funcionários do setor, de forma a assegurar a qualidade dos serviços.

A limpeza deve ser feita com frequência para evitar o acúmulo de sujeira e a possibilidade de infecções. A governanta deve elaborar um esquema de trabalho, estabelecendo uma rotina periódica para os trabalhos de limpeza. A distribuição das tarefas junto às camareiras deve ser registrada em uma agenda ou por meio de uma tabela.

Deve haver preocupação com a aeração do ambiente ocupado pelos pacientes, dos corredores e demais ambientes, para evitar a formação de mofo e o acúmulo de odores desagradáveis.

Ao executar a limpeza, deve ser tomado cuidado especial com relação à poeira, à umidade e aos resíduos de alimentos, que podem levar à proliferação de microrganismos causadores de doenças ou que provocam cheiros desagradáveis.

Para Torres e Lisboa, "os objetivos do Serviço de Limpeza e Higiene Hospitalar devem estar alinhados à missão da instituição, pois, caso contrário, correm o risco de não saírem do papel por encontrarem barreiras no momento de sua execução, portanto, devem ser apresentados à administração superior, assim que forem desenhados"[10].

A governanta deve instruir seu pessoal sobre o uso racional e econômico dos produtos de limpeza, uma vez que eles têm alto custo. Quem utiliza esses produtos deve conhecer a finalidade de cada um e as recomendações de uso com base nas informações contidas nos rótulos das embalagens.

Gestão de Serviços de Apoio e Humanização no Atendimento

A humanização acontece nas relações interpessoais, na integração entre as pessoas de todos os setores da instituição, bem como no atendimento domiciliar (*home care*), independentemente de gênero, raça, nível de escolaridade, nível social, localização geográfica.

Humanização, segundo Mezzomo[11], significa "tudo quanto seja necessário para tornar a instituição adequada à pessoa humana e à salvaguarda de seus direitos fundamentais". É a oportunidade que a instituição tem em oferecer um atendimento com dignidade, diminuindo as expectativas e a tensão dos usuários dos serviços de saúde. É colocar-se no lugar do outro e perceber suas necessidades.

Para Ghellere[12], "é o cuidado prestado com respeito, dignidade, ternura e empatia ao cliente e sua família".

Ao recebermos um paciente para atendimento, precisamos:
- Considerar o paciente o centro das atenções em todos os serviços do hospital.
- Ter absoluta fidedignidade na aplicação das prescrições médicas.
- Adquirir produtos de qualidade e com entrega garantida.
- Dar prioridade para a formação técnica e humana de todos os funcionários.
- Trabalhar com integração e multiplicar o conceito.
- Seguir o Código de Ética de todas as áreas.

Segundo o Programa Nacional de Humanização da Assistência Hospitalar – PNHAH (Brasil, 2001)[13],

> "Humanizar é resgatar a importância dos aspectos emocionais, indissociáveis dos aspectos físicos na intervenção em saúde. Humanizar é aceitar essa necessidade de resgate e articulação dos aspectos subjetivos, indissociáveis dos aspectos físicos e biológicos. Mais do que isso, humanizar é adotar uma prática em que profissionais e usuários consideram o conjunto de aspectos físicos, subjetivos e sociais que compõem o atendimento à saúde. Humanizar refere-se, portanto, à possibilidade de assumir uma postura ética de respeito ao outro, de acolhimento do desconhecido e de reconhecimento dos limites".

Um dos pontos importantes da humanização é ouvir pacientes, familiares/acompanhantes, médicos internos e externos, estudantes, pesquisadores, gestores públicos, operadoras de planos de saúde, sociedade em geral. Procura-se, pelas avaliações internas e externas, gerar indicadores que apresentem a qualidade do serviço prestado, a produtividade e a capacidade de atendimento.

Como resultado, faz-se a revisão das competências geradas e implantadas, buscam-se ações corretivas e implanta-se uma educação permanente.

As instituições de saúde possuem uma equipe multidisciplinar que necessita de educação continuada e permanente, partindo do nível estratégico para o operacional. As mudanças contínuas em todas as esferas obrigam a atualização do conhecimento técnico e científico. Porém, sem perder o foco no atendimento com humanização e hospitalidade.

Uma das diversas fontes de energia que a organização possui é a energia psicológica das pessoas: ela aumenta ou diminui conforme o êxito ou o fracasso na organização. Três fatores são imprescindíveis para se alcançar esse êxito:

a) Aspiração à conquista de um crescente senso de competência e autoavaliação.
b) Organização que possibilite condições de trabalho para que as pessoas possam traçar seus objetivos imediatos, escolher

seus próprios caminhos para atingir as metas, sendo o relacionamento entre essas e as da organização fundamentado na eficiência pessoal do funcionário e no crescente grau de desafio que esse encontra em seu trabalho.
c) Influência da sociedade e da cultura, tanto sobre o indivíduo quanto sobre a organização; essa repercussão se manifesta pelo processo de aculturação para conceder maior ou menor valor ao amor-próprio e à eficiência da pessoa na empresa[14].

É importante que façamos essa observação sobre as pessoas que atuam nas instituições de saúde, pois a assistência prestada depende do comprometimento e dedicação junto aos usuários dos serviços.

O grau de influência recíproca entre os dois ou mais indivíduos determina a positividade dos sentimentos que, por sua vez, gerará outras normas, atividades, pelos sentimentos e pelas interações, em um processo contínuo: o grupo reage ao ambiente externo, originando determinados relacionamentos, os quais elaboram tendências adicionais próprias e, em resposta aos estímulos, modificam a adaptação já conseguida ao ambiente.

A inserção do indivíduo no marco das organizações cria sempre uma área de conflito, que se apresenta inevitável, já que existe incompatibilidade entre as necessidades e aspirações do indivíduo e as exigências da organização formal: o consequente grau de desajustamento, que precisa ser amenizado, varia em proporção direta ao antagonismo entre esses dois elementos presentes nas organizações de saúde.

Então, a primeira premissa ao contratar-se um novo colaborador é a disponibilidade de doar-se a esse ambiente de trabalho diferenciado. É "gostar de pessoas", dos pacientes, conscientizando-se de que a permanência na instituição é breve e que, um dia, esse mesmo profissional poderá ser um paciente também.

Os serviços de apoio, estando direta ou indiretamente à disposição dos pacientes, serão disponibilizados com qualidade, eficiência e eficácia.

Atualmente, no Brasil, as legislações determinam o cumprimento de ações e especificações pertinentes a cada serviço. São as RDC – Resoluções da Diretoria Colegiada da Agência Nacional de Vigilância Sanitária.

É importante que a organização hospitalar acompanhe o desenvolvimento da tecnologia, a fim de que os colaboradores sejam conscientizados por meio de treinamentos e da educação permanente. As empresas prestadoras de serviço, também, devem acompanhar sempre com foco na qualidade.

A gestão de pessoas está intimamente atrelada às técnicas, habilidades e competências. Rosso, *in* Boeger, cita que os processos de gestão estão focados nas seguintes competências[15]:

- recrutamento e seleção por competências;
- avaliação de desempenho por competências;
- remuneração por competências;
- treinamento por competências.

O indivíduo pode ser contratado pela sua habilidade e competência, mas a organização hospitalar necessita oferecer condições dignas de trabalho para sua atuação. Portanto, conforme Lisboa, a gestão de pessoas possui dois momentos: a organização de um lado e as pessoas de outro[16]. Porém, ambas caminham paralelas visando atingir os objetivos propostos.

Considerações Finais

Assim, vimos a importância dos serviços de apoio como ponto importante da humanização no atendimento.

Embora tenhamos legislações, os aspectos humanos prevalecem, pois as doenças social e psicológica muitas vezes são priorizadas.

Um dos pontos importantes da humanização é ouvir pacientes, familiares/acompanhantes, médicos internos e externos, estudantes, pesquisadores, gestores públicos, operadoras de planos de saúde e a sociedade em geral.

Os serviços podem ser próprios ou terceirizados, porém, devemos sempre pensar que as atividades estão voltadas para a recuperação do paciente. É importante que cada profissional "goste de pessoas" e que seja conscientizado que suas tarefas estão voltadas para a recuperação do paciente.

"A humanização é tão importante e necessária quanto os remédios e só é possível por meio dessas pessoas, do conjunto de todas elas" – A.S.F., paciente de 32 anos, portadora de lúpus (Lisboa[17]).

A declaração da paciente configura o que realmente os profissionais de saúde apresentam como objetivo: a qualidade e a segurança do paciente mediante os serviços prestados.

Referências Bibliográficas

1. Dias MA de A. Humanização no espaço hospitalar: uma responsabilidade compartilhada. São Paulo: O mundo da saúde. 2006;30(2):340-2.
2. Boeger M. Hotelaria hospitalar: implantação e gestão. Curitiba: Intersaberes; 2017.
3. Taraboulsi FA. Administração de hotelaria hospitalar. 4ª ed. São Paulo: Atlas; 2009.
4. Torres S, Lisboa TC. Limpeza e higiene hospitalar, lavanderia hospitalar. 2ª ed. São Paulo: CLR Balieiro; 2001.
5. Lisboa TC, Ferreira RG da S, Ferreira DG da S. Hotelaria hospitalar. Viçosa: CPT; 2008.
6. Brasil. Agência Nacional de Vigilância Sanitária. Regulamento técnico para planejamento, programação, elaboração e avaliação de projetos físicos de estabelecimentos assistenciais de saúde – RDC 50/2002. Brasília: Anvisa; 2012.
7. Matia G de. Ambiente e arquitetura hospitalar. Curitiba: Intersaberes; 2017.
8. Brasil. Agência Nacional de Vigilância Sanitária. Processamento de roupas em serviços de saúde: prevenção e controle de riscos. Brasília: Anvisa; 2009.
9. Brasil. Agência Nacional de Vigilância Sanitária. RDC 06/2012. Dispõe sobre as Boas Práticas de Funcionamento para as Unidades de Processamento de Roupas de Serviços de Saúde e dá outras providências. Brasília: Anvisa; 2012.
10. Torres S, Lisboa TC. Gestão de serviços: limpeza e desinfecção de superfícies e processamento de roupas em serviços de saúde. 4ª ed. São Paulo: Sarvier; 2014. p. 209.
11. Mezzomo AA. Fundamentos da humanização hospitalar: uma versão multiprofissional. São Paulo: Loyola; 2003.
12. Ghellere JLP. Experiências em hospitais. Portal humanizar. 2001. Disponível em: http://www.portalhumanizar.com.br. Acessado em 28 de abril de 2018.
13. Brasil. PNHAH. Programa Nacional de Humanização da Assistência Hospitalar. Brasília: Ministério da Saúde; 2001.
14. Argyris C. A integração indivíduo-organização. São Paulo: Atlas; 1975.
15. Boeger M (coord.). Hotelaria hospitalar. Barueri: Manole; 2011. p. 210.
16. Lisboa TC. Organização estrutural e funcional do hospital. Curitiba: Intersaberes; 2016.
17. Lisboa TC. Competências de gestores no processo de humanização em saúde. São Paulo: Editora Laços; 2015. p. 137.

capítulo 4

Marketing em Saúde: Discussão Sobre a Utilização de Suas Ferramentas

Edmir Kuazaqui

Resumo

O *marketing* contribui significativamente para o desenvolvimento econômico e social de comunidades, por meio do desenvolvimento de produtos e serviços para atender suas necessidades e desejos. Seu desdobramento no segmento de saúde envolve a preocupação em prestar serviços que atendam as carências e necessidades de saúde, desconectando somente a questão econômica.

Introdução

O desenvolvimento de um país está diretamente relacionado a três pilares básicos: alimentação, saúde e educação. Considerando o segmento de saúde, esse tem-se destacado como um dos mais promissores e desafiantes dos setores econômicos. Se, de um lado, todos, em algum momento de suas vidas, dependem de alguma categoria de serviço em saúde, está cada vez mais difícil a oferta de serviços que atendam com qualidade as necessidades e desejos crescentes da população mundial. Somados a esses dois pontos dicotômicos, têm-se a necessidade das empresas do setor em manter práticas de gestão e o desenvolvimento de novas soluções para seus clientes, de forma a manter sua posição competitiva no mercado, bem como atender às expectativas de seus clientes, a própria empresa e a de seus acionistas. Empresas da área de saúde necessitam de uma estrutura física compatível com os serviços a que se propõem a ofertar, bem como a incorporação de colaboradores internos e externos. O *marketing* em saúde visa compreender o mercado e fazer a empresa atender as necessidades por serviços da qualidade necessária. Dessa forma, este capítulo procurará contextualizar o *marketing* dentro do segmento da saúde, discutindo conceitos e aplicações, principalmente relacionadas às ferramentas de *marketing*.

O que é *Marketing* Sob o Ponto de Vista da Saúde?

O *marketing* foi concebido originalmente para a exposição e comercialização de bens físicos, mas passou a refletir, por meio da atualização de suas teorias e estratégias, o comportamento do mercado (empresas e principalmente consumidores). Como reflexo, acompanhou o crescimento e a participação de empresas, produtos e serviços. Esse norteamento levou às chamadas orientações de *marketing*. Semenik e Bamossy[1] afirmam que "*macromarketing* refere-se a atividades de *marketing* no contexto de um sistema socioeconômico geral". *Marketing*, como um subsistema da ciência de Administração e, consequentemente, das Ciências Sociais Aplicadas, é parte integrante da sociedade onde vivemos, trazendo consequências e reflexos econômicos, financeiros e sociais. Boone e Kurtz caracterizam essas orientações em três eras: a da produção, a de vendas e a do *marketing*[2].

Era da produção – a sociedade (antes dos anos 1920) tinha acesso a produtos mais simples, básicos, onde a ideia era que ele se vendia sozinho. O consumidor tinha opções restritas de opções de produtos. Uma das preocupações das empresas derivava da produção, pois havia escassez de recursos e insumos e a preocupação era com a padronização e a economia de escala, de forma a massificar a produção e uma linha de pensamento mecanicista. Embora embrionário, a orientação ao foco era de "dentro para fora" e com o chamado "chão de fábrica" como ponto central de mão de obra.

Era de vendas – ao final dos anos 1920 até os anos 1950, com o crescimento vegetativo e o aumento gradativo da quantidade de empresas, o foco era produzir cada vez mais e empurrar os produtos disponíveis ao consumidor. A orientação era vender o produto de forma a garantir seu mercado e respectivo crescimento, pois existia demanda crescente para produtos existentes, bem como para outras opções.

Era do *marketing* – com o término da Segunda Guerra Mundial, os recursos anteriormente direcionados para o esforço bélico foram gradativamente voltando para as respectivas economias, gerando crescimento econômico, empregos e impostos. Nessa realidade, o *marketing* evoluiu de forma a garantir com que os consumidores fossem atendidos sob a influência do direito, no estabelecimento de normas com direitos e deveres e no desenvolvimento de estratégias inovadoras. De outro lado, como característica importante na atualidade, estudos qualitativos mais aprofundados começaram a ser desenvolvidos, dando impulso ao estudo do comportamento do consumidor e às gerações comportamentais.

Outras eras – as empresas estão inseridas no ambiente digital, onde o virtual tem propiciado a expansão de novas estratégias sem, contudo, ter uma orientação exclusiva, como nominado nas eras anteriores. Conforme Limeira[3], "para os internautas a principal função da *internet* é ser um meio de informação, comunicação e entretenimento", indicando oportunidades e ameaças, esta última representada pela sobrecarga de informação e que a *internet* ainda não é de total acessibilidade para a população brasileira. A tecnologia está inserida nos próprios serviços de saúde e nos equipamentos necessários, ambos sempre em evolução.

Como oportunidades sob a visão de *marketing*, o ambiente tecnológico tem influenciado sobremaneira as estratégias corporativas, bem como o comportamento de consumo. Sob o ponto de vista corporativo, a tecnologia tem auxiliado na gestão de processos, desde as questões mais básicas como a utilização de insumos e recursos, até agendamento e controle de consultas e procedimentos. De forma complementar, aplicativos complementam a dinâmica e o atendimento de serviços do setor. Sob o ponto de vista do consumidor, possibilitou o acesso às informações que podem influenciar uma vida com práticas mais saudáveis e facilidades, como a retirada de exames laboratoriais pela *internet*.

Outra grande tendência é a empresa voltada para a sociedade, com a preocupação de seu bem-estar, sustentabilidade e ética, pois esta possui necessidades e carências. Friedman[4] afirmou que "a simples existência da empresa já é a contribuição da empresa para a sociedade, referindo ao caráter econômico, da produção de riquezas, empregos e impostos". Uma empresa, então, pode ser considerada o vetor de distribuição de trabalho e emprego, impostos e devida aplicação na sociedade. Oliveira[5] afirma que "a responsabilidade social das empresas envolve atitudes, ações e relações com um grupo maior de partes interessadas (*stakeholders*) como consumidores, fornecedores, sindicatos e governo". Além das afirmações de Friedman, as empresas devem exercer sua importância além de seus direitos e obrigações, procurando novas formas de pensar e agir, de modo a ampliar os benefícios sociais e diminuir ou mesmo eliminar as carências sociais. E uma das formas se consolida pelas boas práticas de *marketing*.

Pode-se afirmar que as grandes contribuições de se praticar um *marketing* bem realizado residem em:

- Propiciar ao mercado opções de consumo, que melhor atendam suas necessidades e desejos e propiciando ao consumidor o processo de decidir o que comprar e não necessariamente somente o que está disponível. Empresas podem utilizar as diferentes ferramentas e estratégias para informar ao consumidor as propostas de solução e influenciá-lo de forma a ser a opção preferencial, e não única e obrigatória, como fornecedora de produtos e serviços.
- Fornecer dados e informações ao mercado, de forma que esse tenha conhecimento e opinião a respeito da empresa, negó-

cios, produtos e serviços e das consequências e impactos derivados por empresas e respectivos portfólios. Empresas devem praticar ações construtivas e colaborativas ao bem-estar social e o mercado deve estar consciente dessas práticas.
- Garantir a abertura de novas empresas e modelos de negócios que gerem oportunidades de novos negócios, geração de riquezas, empregos e impostos. O *marketing* deve ser utilizado como início, meio e fim do processo de negócios, desde a concepção da ideia, seu desenvolvimento, até o consumo final.
- Garantir o crescimento sustentado das empresas, sustentado de forma a longevisar as relações econômicas e sociais de toda a comunidade. Empresas conectadas são mais resilientes em face das grandes mudanças e transformações do mercado, devido ao acúmulo de experiências e gestão do conhecimento.

Dessa forma, entende-se que o *marketing* não é hermético em relação às suas aplicações, mas bastante flexível quanto às suas estratégias, bem como a amplitude de seus resultados. Considerando o *marketing* em saúde, Kuazaqui et al.[6] afirmam que "a garantia da qualidade na área de saúde não representa, necessariamente, a cura propriamente dita, mas uma boa condução clínica e ética do processo de acompanhamento do problema do paciente". Dessa forma, o *marketing* em saúde deve levar em consideração as necessidades de seus pacientes, tratando-se de um hospital, por exemplo, mas nem sempre com a capacidade de atender plenamente seus desejos. As estratégias do *marketing* derivam a partir de objetivos e metas corporativas, bem como das mudanças e transformações do macroambiente e da sociedade como um todo.

Ambiente de *Marketing* em Saúde

Todo negócio está inserido dentro de um ambiente constituído por grandes forças que influenciam as decisões estratégicas corporativas. Existem variáveis macro e microambientais. As macroambientais se constituem como forças em que a empresa não exerce nenhum tipo de controle, mas que influenciam diretamente na gestão e resultados da operação (Quadro 4.1).

Quadro 4.1 – Fatores macroambientais. Fonte: elaborado pelo autor.

Categorias	Tipos	Aplicação simplificada
Demográficas	Relacionadas ao tamanho da população, estrutura etária, gênero, distribuição, composição, crescimento e densidade populacional, estrutura etária e níveis de urbanização	Potencial de mercado e localização do negócio. Determinadas faixas etárias, como a dos jovens, são mais consumidoras de refrigerantes, por exemplo. Regiões com determinada composição etária pode indicar certas doenças que influenciem em práticas e políticas públicas em saúde
Econômicas	Relacionadas ao poder de compra, representadas pelos indicadores associados ao produto interno bruto (PIB) e respectiva taxa de crescimento. Em síntese, representam a renda e sua distribuição. Outros itens podem ser considerados, inflação e taxa de câmbio, por exemplo	Selecionar regiões onde o produto/serviço podem ser lançados inicialmente, conforme poder de compra. No decorrer da vida comercial útil do produto, pode-se realizar a adequação de preços por meio de descontos e bonificações, por exemplo
Geográficas	Fatores relacionados à área do país, barreiras, condições climáticas e características topográficas	Pode-se relacionar com a distribuição e logística física do produto e serviço, além de facilidades e dificuldades de locomoção de profissionais e similares
Sociais, culturais e comportamentais	Relacionados aos valores dominantes de uma sociedade que resultam em hábitos, comportamentos e padrões de estilo de vida de determinada população	As mudanças e as transformações da sociedade refletem os comportamentos humano, emocional e até ético. As gerações comportamentais, como os x, y e z traduzem a necessidade das empresas em acompanhar e monitorar o comportamento de forma mais próxima

Categorias	Tipos	Aplicação simplificada
Tecnológicas	O termo tecnologia não pode se limitar somente ao próprio termo. Envolve fatores relacionados aos níveis de educação e ensino que refletem em práticas e desenvolvimento das empresas e da população	Relacionada ao nível de desenvolvimento e educação, que implica a qualidade de produção, desenvolvimento, gestão e consumo. No caso da saúde, refere-se aos conhecimentos específicos da medicina curativa e preventiva, bem como seus desdobramentos

O microambiente de *marketing* em saúde envolve um grupo de *stakeholders* que contribuem significativamente para os resultados de negócio e atendimento e satisfação dos clientes. Existem duas categorias *stakeholders* em saúde: os internos e os externos à organização. Os internos referem-se aos talentos e colaboradores funcionais, envolvendo desde os operacionais, táticos até os estratégicos. A seleção envolve a formação acadêmica adequada, bem como a qualificação técnica conquistada pela experiência diária de trabalhos e respectiva cognição, cursos de especialização e treinamentos.

Os externos referem-se a todos os fornecedores de produtos e serviços. Um hospital, por exemplo, necessita de medicamentos e bens que sustentem suas atividades. Como toda empresa, utiliza em sua rotina de trabalho materiais de escritório, de limpeza e até alimentos e bebidas. Como serviços, pode utilizar serviços bancários, contabilidade, legislação trabalhista, treinamentos e cursos para manter a empresa funcionando. Finalmente, mas não menos importante, pelas suas atividades fins, é subordinado a políticas, leis e normas do Ministério da Saúde e demais entidades do setor econômico.

Ao analisar o Sistema de Valor, deve identificar quais *stakeholders* devem fazer parte do grupo de relacionamentos da empresa e que contribuições valiosas auxiliarão para o atendimento do consumidor. Depois de todo o exposto, pode-se contextualizar com as ferramentas de *marketing*.

Ferramentas e Estratégias de *Marketing* em Saúde

Dentro da perspectiva de bens físicos, difere o *marketing* em saúde do *marketing* tradicional na composição e aplicação das suas ferramentas. Segundo Lovelock[7], o *marketing mix* é constituído por 8 P's em vez dos tradicionais 4 P's relacionados a bens físicos: *product elements, place and time, process, productivity and quality, people, promotion and education, physical evidence, price and other costs of service.*

1. **Serviços (*product elements*)** – as economias de países desenvolvem suas riquezas a partir do aproveitamento de bens de produção, industrialização e comércio, sendo os serviços um dos principais fatores relacionados ao desenvolvimento econômico de um país. Lovelock e Wright[8] apresentam duas definições sobre serviços:

   "... é um ato ou desempenho oferecido por uma parte a outra. Embora o processo possa estar ligado a um produto físico, o desempenho é essencialmente intangível e normalmente não resulta em propriedade de nenhum dos fatores de produção" e "... são atividades econômicas que criam valor e fornecem benefícios para clientes em tempos e lugares específicos, como decorrência da realização de uma mudança desejada no – ou em nome do – destinatário do serviço".

   O que uma pessoa procura é a solução de seus problemas e, no caso específico da área médica, a cura. Portanto, nem sempre será possível a satisfação por parte do fornecedor de serviços. A promessa de benefício geralmente faz parte do apelo mercadológico de produtos de bens físicos. Entretanto, a neutralidade e a argumentação técnica são fundamentais para que não ocorra a ilusão e decepção por parte do paciente/consumidor. Os serviços possuem as seguintes características, segundo Kotler e Armstrong[9]:

   Intangibilidade – serviços diferem de bens físicos pela sua imaterialidade, portanto não podem ser tocados, manuseados ou sentidos, como serviços relacionados à consulta e diagnóstico médico. Geralmente se constituem em promessas a serem cumpridas e a empresa deve providenciar sinais ao mercado e consumidores de forma a associar sua imagem e posicionamento estratégico. Hospitais podem informar sua estrutura e equipamentos de ponta e principalmente sua equipe de colaboradores internos, que oferecem serviços, preparados e tecnicamente qualificados.

Variabilidade – serviços variam de qualidade, dependendo de quem os executa. Um funcionário de um hotel pode atender de forma prestativa pela sua própria natureza, outro, pode ter um estilo mais formal e outro um mau atendimento. Devido a sua materialidade, empresas podem fornecer treinamento aos seus colaboradores, indicando que nível de atendimento pretende ter e que indicadores e controles serão utilizados para identificar e corrigir possíveis desvios de qualidade, como uma pesquisa de satisfação.

Perecibilidade – serviços são consumidos no ato de sua execução e não podem ser estocados. São registrados horários para consultas médicas e, em caso de ausência do médico ou paciente, não poderão ser repostas sem prejuízo de quem oferece os serviços. Para evitar picos de atendimento, hospitais podem oferecer opções, de forma a compatibilizar a agenda de seus clientes. O município da Cidade de São Paulo, por meio do aproveitamento de períodos ociosos da iniciativa privada, conseguiu equilibrar os atrasos nas consultas e procedimentos médicos.

Inseparabilidade – serviços não podem ser separados daqueles que os produzem, sendo as pessoas partes componentes da produção de serviços. De um lado, a associação de um profissional pode oferecer caráter institucional de qualidade, como médicos renomados de um hospital. Por outro lado, considerando os serviços em geral, a interatividade entre fornecer e cliente é indispensável para garantir a qualidade dos serviços prestados.

Existem duas categorias de serviços: a primeira está relacionada diretamente ao portfólio de um bem físico, como a venda de um automóvel acompanhada de serviços de financiamento, seguros e pós-venda. A segunda está relacionada ao serviço como opção principal, como treinamentos e cursos empresariais, que geralmente fornecem outros agregados como apostilas e atendimento personalizado. Nos dois casos, temos a necessidade de identificar e desenvolver o melhor portfólio de serviços, adequado às necessidades e desejos dos clientes.

2. **Evidências físicas (*physical evidence*)** – pelas características explicadas em serviços, torna-se necessária a materialização dos serviços, para que haja a percepção de qualidade por parte do consumidor ao adquirir uma prestação de serviços futura. Inicialmente, a consulta e o diagnóstico devem ser lastreados por documentos que são as solicitações médicas e o receituário. O diagnóstico não pode ser somente lastreado em observações não participantes, mas também por observações participativas e interativas com o paciente, de forma a construir a melhor fotografia da situação do paciente. Para diagnóstico e exames, são necessários equipamentos e acessórios que visem medir de forma eficaz sua situação física, bem como o processo de tratamento e procedimentos técnicos. Ao oferecer um pacote turístico, uma agência de turismo oferece um contrato, mesmo que tácito, no qual existem direitos e obrigações preestabelecidas entre as partes, bem como fotos e impressos sobre os destinos turísticos e os atrativos naturais e transformados a serem adquiridos pelo turista.

3. **Processos (*process*)** – desde o atendimento inicial até a liberação final do paciente, os processos devem estar devidamente categorizados em etapas, que serão passíveis de organização, monitoramento e controle. Por meio de processos é possível o dimensionamento de recursos, insumos e trabalho, evitando a sobreposição de atividades e a garantia de que todas as atividades tenham começo, meio e fim. Por meio desses mesmos processos é possível que o consumidor possa entender como seu pedido será realizado, bem como prazo de entrega, pagamento e formas para possível devolução. Hospitais mantêm controle informatizado da permanência

de seus pacientes de forma manual e *on-line*, inclusive com o controle desses em áreas críticas, semicríticas e não críticas dentro do hospital. Outro ponto fundamental é que pode-se incentivar a interatividade do cliente dentro do processo de produção de um serviço, como por exemplo o acompanhamento *on-line* dos resultados de exames clínicos.

4. **Produtividade e qualidade (*productivity and quality*)** – a produtividade está relacionada à capacidade da empresa em oferecer ao mercado um serviço com o máximo de otimização de recursos e onde o consumidor possa perceber a qualidade do serviço prestado. Consultórios médicos e hospitais requerem agendamento prévio e dentro do período de atendimento as ferramentas e instrumentos disponíveis e preferencialmente informatizados.

5. **Praça (*place and time*)** – está relacionada à localização, inicialmente física, do prestador de serviços. Hospitais devem estar localizados preferencialmente em locais de fácil acesso às pessoas, como também de seus fornecedores. A prestação de serviços pode estar pulverizada por meio de parceiros e redes credenciadas, bem como a entrega dos serviços ser efetuada por outros meios, como os resultados de exames clínicos de laboratórios que podem ser obtidos pelo *site* das empresas.

6. **Promoção (*promotion and education*)** – por se tratar de um segmento que se relaciona à vida, devem-se tomar cuidados quanto à comunicação, diferenciando-a das empresas de bens comerciais. Podem-se apresentar à empresa marca, posicionamento e profissionais envolvidos, além de experiências positivas, evitando propaganda sensacionalista e com promessas que não possam ser cumpridas e que não correspondam à experiência da organização, conforme código de ética da área médica. Uma situação controversa refere-se às promoções realizadas pelas farmácias e até que ponto elas podem disponibilizar descontos promocionais para medicamentos para aumentar o volume de compra de seus consumidores. Redes sociais podem ser meios de comunicação para a sus-

tentação de posicionamento e marca de empresas e profissionais, com inserção de notícias e dicas sobre a saúde, mas não conteúdos que se confundem com orientações médicas.

7. **Pessoas (*people*)** – um dos ativos mais importante de qualquer empresa, sem dúvida, é seus colaboradores internos. Médicos representam a empresa e a qualidade dos serviços prestados. Além da necessária formação acadêmica e qualificação técnica, esses profissionais devem tomar os devidos cuidados, pois confunde-se profissional pessoa física com pessoa jurídica. De um lado, a pessoa jurídica representa um grupo de interesses de determinada sociedade, com direitos e deveres a preservar. O profissional faz parte desse sistema, porém tem uma carreira e individualidade como pessoa física. Dessa forma, é controverso esse profissional ceder seu número de telefone aos seus pacientes que, na verdade, têm vínculo institucional com o hospital, bem como ter pacientes como amigos em redes sociais, o que pode acarretar uma intimidade que não deveria ocorrer, inclusive pelo código de ética. Tal situação poderia mudar se o profissional for o proprietário de seu consultório.

8. **Preço (*price and other costs of service*)** – a definição de preços de serviços a serem cobrados ao consumidor é entre as decisões mais complexas de *marketing*. Uma das razões é que deve basear-se na estrutura de custos diretos e indiretos e despesas somados ao *mark-up*. Nesse caso, a definição é denominada como preço de dentro para fora da empresa e nem sempre é possível a identificação de todos os investimentos necessários e respectiva receita. Outro ponto é que preços podem ser definidos de fora para dentro, dependendo da percepção do consumidor e posicionamento da empresa. Finalmente, deve-se refletir em um preço justo, por se tratar de um serviço relacionado à qualidade de vida das pessoas e o bem-estar da sociedade.

O *Riverside Methodist Hospital*[10], nos EUA, é um hospital particular que entende os clientes e está sempre atento ao ambiente onde está inserido, traduzindo em estratégias e práticas segmentadas. Desenvolveu o *Elizabeth Blackwell Centre*, especializado em saúde feminina e a proximidade de uma fábrica da Honda nas imediações de Columbus, Ohio, influenciou na contratação de colaboradores que falem o idioma japonês. Na Cidade de São Paulo temos o Hospital Santa Cruz[11], fundado e gerenciado por japoneses e que tem até um cardápio adaptado aos sabores e preferências nipônicas. Outro exemplo se refere à hotelaria hospitalar, não somente direcionada ao paciente, mas estendida também aos seus familiares e amigos.

Essa visão integrada mostra que o conceito de *marketing* é bem amplo, não se limitando somente aos clientes em potencial, mas a todos os públicos de interesse. Essa realidade remete o conceito de *marketing*, inclusive o de saúde, e deve utilizar ferramentas diversas, como as relações públicas.

Relações Públicas como Uma das Principais Ferramentas de *Marketing* em Saúde

O composto de promoção é realizado por propaganda, publicidade, relações públicas, promoção de vendas e vendas pessoais. Os três primeiros se referem a estímulos que visam a relacionamentos de longo prazo, derivando desse a apresentação da empresa, produto e serviço, até informar o posicionamento estratégico e criar a imagem institucional. Geralmente são estímulos mais caros que visam atingir grande parcela da população. Os dois últimos objetivam relacionamentos de curto prazo que redundem em vendas. A decisão do uso e intensidade de cada grupo de ferramentas está diretamente relacionada a objetivos e metas estratégicas da empresa e, em contrapartida, com o orçamento disponibilizado no planejamento estratégico corporativo.

Dentro do primeiro grupo de incentivos de longo prazo, destacam-se as relações públicas como uma das principais ferramentas da área de medicina e saúde. Propaganda constitui-se em estímulos patrocinados por um anunciante identificado e nem sempre adequados devido aos custos elevados e objetivos para as empresas do setor, pois objetivam a grande massa de público e nem sempre com a segmentação adequada. Publicidade constitui-se como tornar pública uma ideia e conceitualmente falando poderia estar associada à exposição espontânea, porém nem sempre é o que acontece, pois veículos de comunicação geralmente solicitam reciprocidade financeira na maioria dos casos.

Relações públicas têm como objetivo dar maior credibilidade e foco ao que é informado ao público-alvo, por meio de uma notícia publicada em jornal e/ou revista, patrocínio e participação em eventos específicos e outras oportunidades de exposição de marca. Como exemplo, o autor deste capítulo desenvolveu uma semana de conscientização da comunidade onde um hospital estava inserido. Em vez de altos investimentos em propaganda, utilizamos as próprias instalações como local de palestras, cursos gratuitos e discussões no período com a própria equipe de profissionais do hospital. A divulgação, por se tratar de um evento social sem fins lucrativos, conseguiu a adesão de patrocinadores que cederam espaço na mídia, recursos e insumos para ajudar a comunidade local, bem como expor sua marca de forma menos comercial e mais institucional.

Difere a Responsabilidade Social de Filantropia, que se torna um importante motivador para a arrecadação de fundos para fins sociais e de caridade. Oliveira[5] afirma que "a ação social pode ser introduzida de maneira coordenada e planejada, o que é chamado de investimento social privado. Muitas vezes, existe o interesse de que os recursos para ações sociais sejam aplicados de forma eficiente e sob controle da empresa". De forma contemporânea, emerge o Empreendedorismo Social, que aprofunda o interesse da população em práticas que contribuam significativamente para o bem-estar comum.

Considerações Finais

Conforme Kuazaqui[12], a abertura de mercados ao cenário internacional, variações econômicas internas e externas, ambientes disruptivos e perda de poder aquisitivo, por exemplo, tornam desafiadora a longevidade das empresas, principalmente aquelas que prestam serviços nobres como o da saúde. Da economia surgiram os preceitos de *marketing* relacionados aos comportamentos da demanda e da oferta. Com o aumento das atividades produtivas, com o crescimento econômico das sociedades e da abertura de mercados ao ambiente internacional, o *marketing*, como reflexo da sociedade, evoluiu para melhorar as relações de consumo e seus desdobramentos econômicos e sociais. Surgiram novas preocupações e estratégias que visam à maturidade e à longevidade de negócios, sustentadas dentro de um ambiente com competitividade. Se o investimento de *marketing* for assertivo, a empresa notará que seus investimentos serão constantes, mas não necessariamente maiores. Evoluindo, mais do que atender as necessidades por serviços da qualidade necessária, o *marketing* torna-se um parceiro para os negócios. Ao se estabelecer no mercado, a empresa irá encontrar oportunidades de negócios e desafios a serem superados, o que resulta em novos modelos de ser, pensar e agir mercadologicamente falando.

Referências Bibliográficas

1. Semenik RJ, Bamossy GJ. Princípios de marketing. Uma perspectiva global. São Paulo: Makron; 1996. p. 10.
2. Boone LE, Kurtz DL. Marketing contemporâneo. São Paulo: Cengage Learning; 2008.
3. Limeira TMV. E-Marketing. O marketing na internet com casos brasileiros, 2ª ed. São Paulo: Saraiva; 2015. p. 151.
4. Friedman M. The social responsabilityy of business is to increase its profits. New York: Times Magazine; 1970. 8p.
5. Oliveira JAP de. Empresas na sociedade. Sustentabilidade e responsabilidade social. Rio de Janeiro: Elsevier; 2008. p. 66.
6. Kuazaqui E, Tanaka VH, Takeshi LC. Marketing e gestão estratégica de serviços em Saúde. São Paulo: Cengage; 2008. p. 102.
7. Loveloch C. Serviços. Marketing e gestão. São Paulo: Saraiva; 2001. p. 21-3.
8. Lovelock C, Wright L. Serviços. Marketing e gestão. São Paulo: Saraiva; 2001. p. 55.
9. Kotler P, Armstrong G. Princípios de marketing, 7ª ed. Rio de Janeiro: LTC; 1998. p. 455-7.
10. Ohiohealth Riverside Methodist Hospital. https://www.ohiohealth.com/locations/hospitals/riverside-methodist-hospital. Acessado em 23/03/2018.
11. Santa Cruz Hospital. Cardápio Diferenciado. Culinária Japonesa. http://www.hospitalsantacruz.com.br/pacientes-e-visitantes/cardapio-diferenciado-culinaria-japonesa/. Acessado em 24/03/2018.
12. Kuazaqui E, Correa CB Jr, Teramoto C, Nakagawa MH. Marketing para ambientes disruptivos. São Paulo: Literare; 2.

capítulo 5

Dimensões Clínicas, Técnicas e Gerenciais da Farmácia Hospitalar

Gustavo Alves Andrade dos Santos

A farmácia hospitalar assumiu, nos últimos anos, papel estratégico dentro das organizações de saúde. Anteriormente considerada um setor meramente responsável pelo abastecimento, a farmácia hospitalar vem destacando-se por sua participação efetiva na resolutividade das farmacoterapias, além de exercer influência direta no resultado financeiro das instituições hospitalares. Dentro desse contexto, este capítulo destina-se a apresentar os pilares que norteiam as atividades de uma farmácia hospitalar.

Farmácia Hospitalar

Farmácia hospitalar brasileira

No Brasil, após alguns períodos de transição e adoção de modelos internacionais, a farmácia hospitalar vem destacando-se por apresentar identidade própria, com estrutura e atribuições adequadas ao contexto da saúde nacional.

É importante destacar que as primeiras normas legais só surgiram de 1990 para cá, culminando com a publicação de importante portaria do governo federal, a Portaria 4.283, conforme descrito no quadro 5.1.

Quadro 5.1 – Aspectos legais da farmácia hospitalar no Brasil[1]. Fonte: próprio autor.

1990 – Resolução 208 do Conselho Federal de Farmácia (CFF): definiu a farmácia hospitalar e estabeleceu algumas atribuições desse serviço
1997 – Resolução 300 do CFF: ampliou as atribuições da farmácia hospitalar; revogação da resolução 208
2008 – Resolução 492 do CFF: revisão do conceito, atribuições e extensão da farmácia hospitalar aos serviços de saúde e às unidades de atendimento pré-hospitalar
2010 – Portaria 4.283 do Ministério da Saúde (MS): aprovou diretrizes e estratégias para organização, fortalecimento e aprimoramento das ações e serviços de farmácia no âmbito hospitalar

O marco regulatório para a farmácia hospitalar no Brasil foi a publicação da Portaria 4.283 do MS em 30/12/2010, que trouxe a seguinte definição:

> "Farmácia hospitalar: é a unidade clínico-assistencial, técnica e administrativa, onde se processam as atividades relacionadas à assistência farmacêutica, dirigida exclusivamente por farmacêutico, compondo a estrutura organizacional do hospital e integrada funcionalmente com as demais unidades administrativas e de assistência ao paciente[1]".

As ações desempenhadas pelos farmacêuticos nos serviços de atendimento pré-hospitalar, na farmácia hospitalar e demais serviços de saúde incluem funções clínicas, administrativas e consultivas. Essas ações sustentam a farmácia e são norteadas pelos seguintes pilares:

Gestão – o farmacêutico hospitalar atua como gestor nos variados segmentos: logística, processos, projetos, recursos humanos, protocolos, entre outros.

Desenvolvimento de infraestrutura – é de responsabilidade do gestor farmacêutico propor o *lay out* da farmácia com espaço e fluxos de movimentação interna adequados, oferecer recursos tecnológicos compatíveis com as atividades realizadas (*software*, máquinas, equipamentos), constituir equipe de trabalho em quantidade suficiente e com competência técnica para responder às demandas, entre outros.

Preparo, dispensação, distribuição e controle de medicamentos e produtos para a saúde – a dispensação de medicamentos aos pacientes é tarefa de fundamental importância, pois propicia o acompanhamento farmacoterapêutico de todas as prescrições atendidas. A distribuição de medicamentos e produtos para a saúde aos setores hospitalares requer mecanismos de verificação e controle da farmácia, enquanto o controle de medicamentos e produtos sob vigilância normalmente será baseado no caráter técnico e/ou financeiro de cada produto.

Otimização da terapia medicamentosa – a atuação efetiva do farmacêutico para a melhor resolutividade de tratamento e promoção do uso racional de medicamentos traz consequências clínicas positivas, além de resultados financeiros satisfatórios.

Informação sobre medicamentos e produtos para a saúde – a criação do Centro de Informação sobre Medicamentos (CIM) é reconhecida como ferramenta indispensável para a qualidade, além de contribuir com o uso racional de medicamentos (URM).

Ensino, educação permanente e pesquisa – o farmacêutico hospitalar deve contribuir na formação dos profissionais de saúde por meio de atividades de educação e treinamento, bem como atuar como membro efetivo dos núcleos de pesquisa clínica.

Todos os serviços citados acima têm como objetivo contribuir no processo de cuidado à saúde, visando à melhoria da qualidade da assistência prestada ao paciente, promovendo o uso seguro e racional de medicamentos, e demais produtos para a saúde, nos planos assistencial, administrativo, tecnológico e científico.

A resolução 568 do Conselho Federal de Farmácia (2008)[2] define as atribuições do farmacêutico responsável técnico-hospitalar quanto ao cumprimento das atividades relativas à assistência farmacêutica nos serviços de atendimento pré-hospitalar, na farmácia hospitalar e em outros serviços de saúde, independente do perfil e complexidade do serviço de saúde. Essa mesma normativa recomenda que o serviço esteja em conformidade aos parâmetros mínimos recomendáveis para o funcionamento dos serviços de farmácia hospitalar em sua integralidade e prevê a articulação de parcerias interinstitucionais, acadêmicas e comunitárias.

Podemos perceber, ainda que no arcabouço legal, a nítida preocupação em posicionar a farmácia hospitalar como setor estratégico e capaz de promover ações de aproximação com outros setores, seguindo padrões de conformidade e qualidade.

O setor de farmácia hospitalar responsabiliza-se por serviços diversos, de alta complexidade, que vão desde a manutenção dos estoques até às atividades clínicas por ele exercidas. Segundo Santos[3], as principais atribuições de um farmacêutico hospitalar são:

- Assumir a coordenação técnica na padronização, programação, seleção e aquisição de medicamentos, insumos, matérias-primas, produtos para a saúde e saneantes.
- Contribuir para a otimização da terapia medicamentosa, como, por exemplo, por meio da elaboração de protocolos clínicos.
- Participar dos processos de qualificação e monitorização da qualidade.
- Zelar pelo armazenamento adequado de medicamentos e dos produtos para a saúde.
- Estabelecer sistema de dispensação eficaz, eficiente e seguro.
- Adotar um sistema de dispensação adequado ao perfil de cada hospital, assim fatores econômicos e operacionais deverão ser sempre considerados.
- Executar operações farmacotécnicas: nutrição parenteral total (NPT), quimioterapia (QT), fracionamento e produção.
- Elaborar manuais técnicos e formulários (manual de estabilidade, diluição etc.).
- Participar de comissões institucionais: comissão de farmácia e terapêutica (CFT), comissão de controle de infecção hospitalar (CCIH), equipe multidisciplinar de terapia nutricional

(EMTN), comissão de gerenciamento de riscos e segurança do paciente, equipe multidisciplinar de terapia antineoplásica (EMTA), comissão de ética em pesquisa (CEP), programa de gerenciamento de resíduos sólidos em serviços de saúde (PGRSS), comissão de farmacovigilância, comissão de licitação (se hospital público), comissão de avaliação de tecnologias em saúde (ATS), comissão interna de prevenção de acidentes (CIPA), comissão de educação permanente.
- Desenvolver e participar de ações assistenciais multidisciplinares na visão da integralidade do cuidado.
- Atuar nas ações de farmacovigilância, tecnovigilância e hemovigilância.
- Promover ações para o uso racional de medicamentos (URM).
- Exercer atividades de ensino para os recursos humanos da farmácia e outros setores.
- Atuar na pesquisa (exemplo: monitorização de medicamentos).
- Prevenir ou detectar erros de medicação.
- Desenvolver novas tecnologias: medicamentos, gestão em automação e informatização.

Dispensação

Certamente, uma das questões mais críticas a serem debatidas em serviços de farmácia hospitalar refere-se à qualidade da dispensação realizada. É perfeitamente correto e comum a associação entre uma dispensação de qualidade e o sucesso da farmacoterapia, já que dispensar vai muito além do que a simples entrega do medicamento.

Segundo Ferracini e Borges[4], os principais objetivos de um sistema de dispensação de medicamentos podem ser assim resumidos:
- Racionalização da distribuição de medicamentos.
- Contribuir para o cumprimento da prescrição médica por 24 horas.
- Contribuir para a correta administração do medicamento ao paciente.
- Reduzir os erros de medicação.

- Garantir o seguimento dos tratamentos farmacológicos.
- Potencializar a atuação do farmacêutico na equipe multiprofissional e promover a atenção farmacêutica.
- Facilitar o trabalho da enfermagem que ocupa parte de seu tempo na solicitação, preparo e administração dos medicamentos.
- Evitar custos relacionados a vencimento e deterioração de medicamentos.

A discussão sobre o conceito e o formato da dispensação de medicamentos no Brasil é ampla, sendo considerada, até alguns anos atrás, muito antiquada e carente de reformulações. Entretanto, ressaltamos que importantes avanços aconteceram, seja no âmbito legal, seja nas questões mercadológicas. Os serviços de saúde passaram a enxergar a dispensação no formato pleno com a orientação e acompanhamento farmacoterapêutico, funções específicas do profissional farmacêutico. No campo legal, a Política nacional de medicamentos (1998) ampliou o conceito de dispensação:

> "É o ato profissional farmacêutico de proporcionar um ou mais medicamentos a um paciente, geralmente como resposta à apresentação de uma receita elaborada por um profissional autorizado. Neste ato o farmacêutico informa e orienta o paciente sobre o uso adequado do medicamento. São elementos importantes da orientação, entre outros, a ênfase no cumprimento da dosagem, a influência dos alimentos, a interação com outros medicamentos, o reconhecimento de reações adversas potenciais e as condições de conservação dos produtos[5]".

Em farmácia hospitalar, a dispensação se dá pelo envio dos medicamentos aos pacientes, mediante análise prévia das prescrições médicas, buscando oferecer informações sobre a melhor utilização e o preparo das doses que serão administradas[3].

A dispensação requer organização interna e deve ser executada por meio de fluxos preestabelecidos. Os modelos advindos da farmácia hospitalar europeia orientaram as práticas de dispensação hospitalar no Brasil. Foi um movimento iniciado em meados dos anos 1980, que sofreu importantes modificações nos últimos 10 anos, adaptando-se às peculiaridades de nossos serviços hospitalares. O quadro 5.2 evidencia os modelos de dispensação atuais, já com as mudanças ocasionadas pelas questões mercadológicas.

Quadro 5.2 – Sistemas de dispensação de medicamentos. Fonte: Adaptado de Destruti, Santos e Monteiro, 2016[6].

Sistema de dispensação	Características
Coletivo	• Pedidos feitos em nome da unidade solicitante, sem constar nome dos pacientes • Os medicamentos são enviados sem identificação (não fracionados), muitas vezes em suas embalagens originais • Não há controles sobre os medicamentos: pacientes, horários, interações, reações adversas • Envios feitos para 24 horas ou períodos superiores
Individualizado	• Pedidos feitos em nome do paciente, mas sem identificação dos horários dos medicamentos • Os medicamentos podem ser enviados ou não na forma fracionada • Existe o controle dos medicamentos enviados aos pacientes, embora sem acompanhamento do esquema posológico • Envios feitos para 24 horas
Unitário	• Pedidos feitos em nome do paciente, com a identificação dos horários dos medicamentos • Todos os medicamentos são enviados na forma fracionada • Existe o controle dos medicamentos enviados aos pacientes com acesso a todas as informações que constam no prontuário do paciente • Envios feitos por turnos de horários, sem adoção de "tiras" de envio

Atuais modelos de dispensação por dose unitária

Nos últimos anos, os sistemas de dispensação de medicamentos e de distribuição de produtos para a saúde nos serviços hospitalares tiveram que se adaptar a algumas exigências mercadológicas, destacando-se entre elas a inviabilidade do envio de medicamentos para 24 horas. Outra questão importante é a tendência cada vez maior do envio de *kits* de procedimentos em nome dos pacientes, em vez da distribuição coletiva de seringas, agulhas, entre outros itens. Quando a farmácia realiza a dispensação coletiva, há descontrole evidente dos itens enviados, sem nenhuma garantia de quem e o que será usado. Esse tipo de problema gera prejuízos e possibilidade de ações ilícitas, como desvios de medicamentos. Mesmo na dose unitária, atualmente se preconiza o envio por turnos de horários, por exemplo entre as trocas de plantão da enfermagem, assim cada plantão se responsabiliza pelos medicamentos em seu turno de atividade. Ao se realizar o envio por turnos, uma das consequências mais importantes é a queda brusca da quantidade de devoluções, isto é, medicamentos não utilizados e que precisam ser reintroduzidos no estoque. O tempo gasto para realizar a devolução onera demais as atividades da farmácia hospitalar.

Indiscutivelmente, a dose unitária (Figura 5.1) é o melhor sistema de dispensação de medicamentos, entretanto é importante ressaltar que a adoção de um sistema de dispensação requer alguns critérios que, em algumas situações específicas, acabam tornando-a inviável, sendo mais interessante optar pela dose individualizada ou mesmo a coletiva. Em serviço de UTI (unidade de terapia intensiva), por exemplo, pode ser muito mais eficiente a implantação da dose individualizada em vez da unitária, dada a frequente mudança de medicamentos. Já em pacientes na retaguarda do pronto-socorro (PS), a dose coletiva acaba sendo a única opção para o envio de medicamentos. Alguns hospitais adotam um sistema misto de dispensação, com a variação de modos de envio de acordo com os locais a serem atendidos.

Seleção e padronização de medicamentos

O processo de seleção de medicamentos em farmácia hospitalar é fundamental para o bom desempenho das atividades clínicas e também traz consequências positivas para o estoque. A seleção de medicamentos torna-se essencial à medida que a oferta de especialidades farmacêuticas é grande e muitas vezes não traz grandes novidades terapêuticas. No hospital, a comissão de farmácia

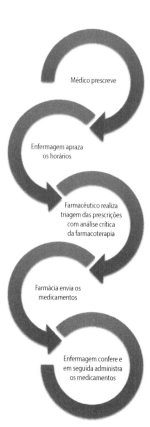

Figura 5.1 – Sistema de dispensação de medicamentos por dose unitária (SDMDU). Fonte: do próprio autor.

e terapêutica (CFT) é responsável pelo trabalho de seleção de medicamentos. No Brasil, a Resolução 449 do Conselho Federal de farmácia (CFF) descreve as atribuições do farmacêutico na CFT[7].

Podemos destacar as ações especificamente relacionadas aos medicamentos:

- Participar da escolha, análise e utilização de estudos científicos que possam fundamentar a seleção adequada de medicamentos.
- Participar de ações que fundamente o uso racional de medicamentos e o desenvolvimento da pesquisa clínica.
- Participar da elaboração de protocolos clínicos e diretrizes clínicas.

- Participar da elaboração de normas de prescrição, dispensação, administração, utilização de medicamentos e avaliação.
- Participar de estudos farmacoeconômicos.
- Prover informações sobre medicamentos suspeitos de eventos adversos.
- Participar dos critérios que disciplinem a divulgação de medicamentos dentro dos hospitais.
- Estimular a utilização de índices epidemiológicos para a seleção de medicamentos.
- Atuar na divulgação e atualização da lista padronizada de medicamentos.

Os critérios de seleção para os medicamentos padronizados devem reunir questões clínicas e farmacoeconômicas. Os quesitos mais importantes são:

- Selecionar medicamentos com níveis comprovados de eficácia clínica.
- Eleger medicamentos com menor toxicidade relativa e maior comodidade posológica.
- Padronizar medicamentos com qualidade aferida e comprovada.
- Padronizar medicamentos que tenham sido submetidos a avaliações farmacoeconômicas.
- Padronizar especialidades farmacêuticas que tenham informações sobre biodisponibilidade e parâmetros farmacocinéticos.
- Escolher, sempre que viável, entre os medicamentos de mesma ação farmacológica um representante de cada categoria química ou com característica farmacológica diferente, que represente vantagem no uso terapêutico.
- Priorizar formas farmacêuticas com possibilidade de fracionamento e adequação à faixa etária.
- Padronizar, preferencialmente, medicamentos registrados na ANVISA e disponíveis no comércio local.
- Realizar a seleção de antibióticos em parceria com a Comissão de Controle de Infecção Hospitalar (CCIH).
- Padronizar medicamentos de acordo com a Denominação Comum Brasileira (DCB).

Após o processo de seleção, os medicamentos passam a integrar a "padronização de medicamentos", uma lista que contém todos os medicamentos disponíveis para prescrição e uso no hospital. Na lista padronizada os medicamentos devem estar descritos de acordo com o nome do princípio ativo (PA), concentração (dose) e forma farmacêutica. Santos[3] descreve os principais objetivos da padronização de medicamentos: racionalizar o uso das especialidades farmacêuticas, propiciar o menor emprego na aquisição de medicamentos, facilitar as atividades de armazenamento e controle de medicamentos, oferecer ao corpo clínico e enfermagem orientações sobre o uso de medicamentos, contribuir para o sucesso das farmacoterapias, servir como suporte para um sistema de dispensação eficiente.

Farmácia Clínica

A farmácia hospitalar realiza atividades clínicas, técnicas e administrativas, sendo as atividades clínicas as maiores responsáveis pelo reconhecimento da importância do farmacêutico hospitalar como membro efetivo da equipe interdisciplinar de saúde (Figura 5.2).

O papel dos farmacêuticos clínicos sofreu mudanças importantes entre 1960 e 1990, pois sua participação no atendimento direto ao paciente aumentou. Compreender o desenvolvimento da farmácia clínica ajuda a estabelecer novos modelos de cuidados baseados em equipe, especialmente para pessoas mais idosas que sofrem de comorbidades e que façam uso da polifarmácia[8]. É cada vez mais evidente que alguns tipos de práticas de farmácia clínica assistam pacientes com elevada complexidade. Os farmacêuticos que prestam atendimento direto ao paciente precisam ter credenciais específicas para atuar nessas áreas complexas. É importante reconhecer que os serviços de farmácia, tais como aconselhamento, imunizações, rastreio de saúde ou reconciliação de medicamentos, proporcionam valor ao sistema de saúde[9].

O *American College of Clinical Pharmacy* (ACCP)[10] define a farmácia clínica como uma área da farmácia relacionada com a ciência e a prática do uso racional de medicamentos. A farmácia clínica é uma disciplina das ciências da saúde em que os farmacêu-

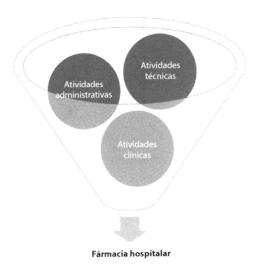

Figura 5.2 – Sustentação da farmácia hospitalar. Fonte: do próprio autor.

ticos fornecem cuidados ao paciente, otimizam a farmacoterapia e promovem a saúde e a prevenção de doenças. A prática da farmácia clínica engloba a filosofia dos cuidados farmacêuticos, combinando orientação atenciosa com conhecimento, experiência e julgamento terapêutico especializado para garantir ótimos resultados ao paciente. Como disciplina, a farmácia clínica também tem a obrigação de contribuir para a geração de novos conhecimentos que promovam a saúde e a qualidade de vida.

No Brasil, somente em meados de 1980 alguns poucos hospitais desenvolviam protótipos de farmácia clínica um pouco semelhantes ao modelo norte-americano. É importante ressaltar a influência da escola americana e espanhola na estruturação dos serviços de farmácia clínica no Brasil. A questão a ser discutida é justamente sobre as dificuldades de implantação da farmácia clínica no Brasil, seguindo o modelo de origem, isto é, as peculiaridades do *pharmacist´s work-up of drug therapy*, quando adaptadas à realidade brasileira. Alguns elementos-chave para a prática do cuidado farmacêutico devem ser considerados, muitos deles um obstáculo para o sucesso dos projetos de farmácia clínica no Brasil. São reconhecidos como "padrões de desempenho profissional para a prática farmacêutica" e considerados inerentes ao perfil do farmacêutico clínico hospitalar. Destacamos:

Competência técnica – o farmacêutico avalia a qualidade e desfecho do cuidado por ele prestado em relação aos padrões de ética profissional e demais referências como manuais de procedimento e *guidelines* internacionais.

Atitude ética – todas as decisões terapêuticas devem ser amparadas por aspectos éticos e legais.

Colegialidade – privilegia o relacionamento interdisciplinar, com envolvimento e atuação de todos os membros da equipe de saúde. Vai além do contexto multidisciplinar.

Colaboração – deve haver contribuição efetiva do cuidado farmacêutico para com a melhoria da qualidade de vida do paciente.

Educação – o farmacêutico adquire e atualiza os conhecimentos em farmacologia, farmacoterapia e prática do cuidado farmacêutico.

Pesquisa – os resultados das investigações científicas são sempre avaliados e podem ser utilizados na prática clínica, bem como dados observados no cuidado farmacêutico podem vir a ser abordados nas investigações científicas.

Alocação de recursos – o farmacêutico deve considerar fatores farmacoeconômicos na adoção das estratégias terapêuticas.

O processo do cuidado ao paciente é a característica mais importante da farmácia clínica, descreve a interação entre o paciente e o farmacêutico e resume-se em três passos (Figura 5.3).

Para atender aos requisitos acima, algumas características serão fundamentais no perfil do farmacêutico clínico. A formação em fisiologia e patologia, farmacologia básica e clínica, farmacoterapia, toxicologia, farmacocinética clínica, interpretação de exames laboratoriais, farmacoepidemiologia e farmacoeconomia é essencial. Além disso, habilidades em comunicação efetiva, manejo de conflitos, empreendedorismo e disposição para aprendizado diá-

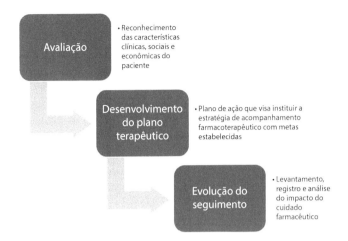

Figura 5.3 – Interação entre farmacêutico e paciente na farmácia clínica. Fonte: do próprio autor.

rio são essenciais. Outro fator bastante relevante é a capacidade de realizar análise crítica da literatura, tendo em vista a grande quantidade de informações científicas disponíveis e a credibilidade necessária para atestar a confiabilidade das publicações.

Erros de medicação

Atualmente, um dos maiores desafios nos serviços hospitalares é o de evitar e/ou minimizar os erros de medicação.

Entende-se como erro de medicação "qualquer evento previsível que pode ser causado ou surgir do uso inconveniente ou falta de uma medicação ou causar prejuízo (dano ou lesão) ao paciente, enquanto a medicação está sob o controle dos profissionais da saúde, pacientes ou consumidor. Tais eventos podem estar relacionados à prática profissional, aos produtos para o cuidado à saúde, aos procedimentos e sistemas, incluindo prescrição, comunicação da prescrição, rótulo do produto, embalagem e nomenclatura, à composição, à distribuição, à administração, à educa*ção dos enfermeiros e pacientes*, à supervisão e uso"[11].

Independente das questões estruturais, os erros de medicação podem ser causados também por fatores relacionados ao comportamento dos profissionais de saúde, ainda que esses problemas possam ser motivados por precariedade nas condições de trabalho. A decisão de seguir ou não as recomendações advindas do treinamento e adotar posturas corretas é uma decisão que cabe ao profissional e, no contexto da terapêutica, muitos serão os profissionais de saúde envolvidos. Se um medicamento se apresenta prescrito com dosagem ou via de administração errada, cabe ao farmacêutico detectar e resolver esse *problema relacionado ao medicamento* (PRM). Podemos entender, dessa forma, que passa a existir um compartilhamento de responsabilidades no erro de medicação, em que todos os integrantes do esquema terapêutico estão diretamente envolvidos, desde a prescrição médica, avaliação farmacêutica, dispensação, preparação, até administração dos medicamentos.

A farmácia hospitalar pode exercer papel ativo na detecção e prevenção dos erros de medicação por meio do trabalho realizado pelo farmacêutico clínico. Nesse âmbito, a competência técnica e o uso de sólidas bases tecnológicas são características fundamentais. A tabela 5.1 apresenta os erros mais comuns nas prescrições.

Atualmente, alguns requisitos são indispensáveis para evitar erros de medicação, e os hospitais, por meio de políticas de qualidade e alinhamento estratégico, buscam atingir esses objetivos[12]. Destacamos como "regras de ouro" as ações apresentadas no quadro 5.3.

Tabela 5.1 – Erros nas prescrições. Fonte: adaptado de Rosa, 2009[12].

Tipo de erro	% acumulado
Omissão na concentração	49,8
Concentração duvidosa	55,4
Concentração incompleta	59,8
Omissão da forma farmacêutica	85,2
Pouca legibilidade	93,5
Taxa de infusão duvidosa	95,0
Omissão da via de administração	96,3

Quadro 5.3 – Regras de ouro da farmácia hospitalar para evitar erros de medicação. Fonte: do próprio autor.

Uso dos princípios da comissão de farmácia e terapêutica ou equivalente
Cuidado na seleção e contratação de profissionais para a farmácia hospitalar
Número de colaboradores da farmácia hospitalar deve ser de acordo com as necessidades
Ambiente de trabalho com muito foco e concentração
Todas as prescrições dispensadas devem ter dupla conferência
Criação de programas de revisão de erros de medicação
Acesso do farmacêutico às informações dos pacientes
Farmácia em horário integral de funcionamento
Realizar conciliação medicamentosa
Uso de sistema informatizado
Padronização dos horários de entrega dos medicamentos
Adotar o CIM – centro de informação de medicamentos

Diante do cenário econômico e das transições biopsicossociais e epidemiológicas, os hospitais brasileiros vêm sofrendo mudanças significativas quanto aos seus modelos de atendimento. Dessa forma, a farmácia hospitalar brasileira emerge como um dos serviços mais complexos, assumindo interfaces financeiras, técnicas e clínicas e destacando-se por seu papel estratégico nesses serviços. É papel do administrador/gestor hospitalar aproximar-se da farmácia, conhecendo suas rotinas e gerando relação de parceria com esse setor. Torna-se imprescindível o reconhecimento da farmácia hospitalar como uma espécie de "caderneta de poupança" do hospital, onde os prejuízos apurados de outras áreas podem ser reduzidos, a rentabilidade financeira pode ser melhorada e os investimentos podem levar a melhores resultados contábeis. Ainda assim, com a farmácia clínica pode haver melhor resolutividade dos tratamentos, otimização da farmacoterapia, redução do tempo de permanência dos pacientes, diminuição do consumo de medicamentos e maior adesão aos protocolos, além de atingir padrões de qualidade.

Referências Bibliográficas

1. Brasil. Ministério da Saúde. Portaria 4.283. Aprova as diretrizes e estratégias para organização, fortalecimento e aprimoramento das ações e serviços de farmácia no âmbito dos hospitais. Disponível em; http://bvsms.saude.gov.br/bvs/saudelegis/gm/2010/prt4283_30_12_2010.html. Acessado em 10/01/201.
2. Conselho Federal de Farmácia. Resolução 568. Regulamenta as atribuições clínicas do farmacêutico e dá outras providências. Disponível em: http://www.cff.org.br/userfiles/file/resolucoes/568.pdf. Acessado em 14/02/2018.
3. Santos GAA dos. Gestão de farmácia hospitalar. 4ª ed. Rev Atual. São Paulo: Editora Senac; 2016.
4. Ferracini FT, Borges Filho WM. Prática farmacêutica no ambiente hospitalar: do planejamento à realização. 2ª ed. São Paulo: Editora Atheneu; 2010.
5. Brasil. Ministério da Saúde. Secretaria de Políticas de Saúde. Departamento de Formulação de Políticas de Saúde. Política Nacional de Medicamentos. Disponível em: http://bvsms.saude.gov.br/bvs/publicacoes/politica_medicamentos.pdf. Acessado em 28/02/2018.
6. Destruti ABCB, Santos GAA dos, Monteiro RB. Curso Didático de farmácia. 1ª ed. São Paulo: Yendis; 2016.
7. Conselho Federal de Farmácia. Dispõe sobre as atribuições do farmacêutico na Comissão de Farmácia e Terapêutica. Resolução 449. Disponível em: http://www.cff.org.br/userfiles/file/resolucoes/449.pdf. Acessado em 20/03/2018.
8. Carter BL. Evolution of Clinical Pharmacy in the US and Future Directions for Patient Care. Drugs Aging. 2016;33(3):169-77.
9. ACCP. Definition of clinical pharmacy. Disponível em: https://www.accp.com/stunet/compass/definition.aspx. Acessado em 14/03/2018.
10. American College of Clinical Pharmacy Board of Regents, Maddux MS. Board of regents commentary. Qualifications of pharmacists who provide direct patient care: perspectives on the need for residency training and board certification. Pharmacotherapy. 2013;33(8):888-91.
11. NCCMERP – National Coordinating Council For Medication Error Reporting And Prevention. NCC MERP taxonomy of medication errors. Rockville: NCC MERP; 1998. [13.11.1998].
12. Rosa MB, Perini E, Anacleto TA, Neiva HM, Bogutc T. Erros na prescrição hospitalar de medicamentos potencialmente perigosos. Rev Saúde Pública. 2009;43(3):490-8.

capítulo 6

Responsabilidade dos Geradores de Resíduos Sólidos de Serviços de Saúde (RSSS)

Álvaro Ferreira Lisboa Júnior

Objetivo

Este capítulo tem como objetivo demonstrar o estado e a tendência da gestão dos Resíduos Sólidos dos Serviços de Saúde (RSSS) no Brasil, comparando-o com outros países, no que diz respeito às tecnologias e métodos utilizados na destinação final e tratamento dos resíduos hospitalares, com especial destaque à legislação regulamentadora aplicada.

Introdução

A solução dos problemas relacionados com os resíduos urbanos, desde a geração até a disposição final, está intrinsecamente ligada à população envolvida, ao seu estágio de desenvolvimento, aos hábitos, às condições econômicas e, naturalmente, à disponibilidade de locais e tecnologias adequados para tratamento e disposição final.

A formação social no Brasil revela, segundo dados coletados do recenseamento do Instituto Brasileiro de Geografia e Estatística (IBGE) em 2015, que 75,6% da população brasileira vive nas cidades, sendo que 15% nas capitais das principais Regiões Metropolitanas Brasileiras[1].

A concentração populacional acentuada nas áreas urbanas está intimamente ligada à intensificação das atividades humanas nas cidades. A fixação do homem nos centros urbanos decorre da necessidade da busca de uma melhoria do padrão de vida, situando-se mais próximo dos equipamentos sociais (escolas, hospitais, comércio, lazer etc.) e nos polos geradores de emprego (indústria e comércio). Esta realidade, com o crescimento do consumo, tem gerado aumento acelerado na produção de resíduos sólidos, entre os quais predominam esgoto e lixo.

Entre os dados mais preocupantes, o IBGE mostrou que 92% dos municípios brasileiros não realizam nenhum tratamento de esgoto, apesar da exigência constitucional. Em relação ao lixo sólido, nada menos que 75% de todo o lixo coletado no País é despejado a céu aberto, sem nenhum cuidado ou tratamento, nos chamados lixões ou vazadouros. Quanto aos resíduos de serviços de saúde, 45% dos municípios não possuem sequer a coleta especial, sendo misturados ao lixo doméstico, e somente 6,4% dos resíduos coletados são destinados adequadamente.

O adensamento populacional nas cidades provocado pelas migrações internas e externas e por fatores econômicos que têm reduzido drasticamente a geração de novos empregos, o que redundou no saturamento populacional das zonas urbanas, acabou ensejando o aparecimento de periferias onde a população é mais pobre econômica, financeira e socioculturalmente.

Essa situação acaba conduzindo ao aparecimento de uma população que se aglutina em "castas", tendo como meio de sobrevivência a seleção de materiais potencialmente recicláveis que retiram do lixo, expondo-se a toda sorte de riscos infecciosos e compartilhando com animais os alimentos encontrados.

> "Esses assentamentos humanos, desprovidos das mínimas condições de saneamento e carentes de serviços de saúde, não usufruindo dos equipamentos urbanos

e não contribuindo para o erário público, acabam vivendo em locais muitas vezes destinados à disposição clandestina, ou mesmo instituída, do lixo das cidades[2]".

A fome, a falta de saúde, a educação, a violência urbana, enfim, a extrema miséria em que vive parcela do nosso povo a que as autoridades constituídas insistem em ignorar nos levam à situação inusitada, como publicado no jornal *Folha de São Paulo* de 18 de abril de 1994, no artigo "Quarto Mundo – Catadores de Lixo de Olinda Ficam no Aterro"[3]:

> "Pedaços de corpos amputados serviram de alimento para pelo menos dois catadores de lixo do aterro sanitário da cidade. Leonildes Cruz Soares, 65, e seu filho, Adilson, 39, afirmaram ter comido um seio recolhido entre os detritos do lixão".

As consequências deste descaso podem ser comprovadas através de dados da Secretaria Nacional de Saneamento, que demonstram que 80% das doenças que afetam a população e 65% das internações hospitalares são causadas pela precariedade do saneamento básico.

> "A expressão Saneamento Básico é reconhecida no Brasil, no estágio atual, como a parte do Saneamento do Meio que trata de problemas que dizem respeito ao abastecimento de água, à coleta e disposição dos esgotos sanitários, incluindo os resíduos líquidos industriais, ao controle da poluição por esses esgotos e, devido à explosão urbana em alguns centros, também à drenagem urbana (águas pluviais) e ao acondicionamento, coleta, transporte e destino dos resíduos sólidos[4]".

Atualmente, os vários tipos de lixo são assim caracterizados: doméstico, industrial, comercial, hospitalar, agrícola, de limpeza de vias públicas, mineração etc., e também alguns resíduos que, pela sua complexidade de destinação, são considerados especiais: resíduos radiativo, atômico, espacial e outros.

O lixo, ainda hoje, constitui-se em grave problema para o saneamento básico. Apenas 37% do lixo doméstico produzido em todo o território brasileiro é coletado e apenas parte desse recebe algum tratamento. O restante é lançado a céu aberto, no solo, nas barrancas dos rios etc.

Entre esse percentual está inserido o tema deste capítulo.

A responsabilidade penal dos geradores de RSS (Resíduos Sólidos dos Serviços de Saúde) em estabelecimentos assistenciais de saúde (EAS).

Nas duas últimas décadas, os estudos sobre os resíduos sólidos de serviços de saúde, principalmente no que diz respeito ao seu tratamento e disposição final, têm sido objeto de diversos estudos e análises na comunidade científica.

A constante alteração da legislação específica, exercida pelos órgãos de fiscalização, demonstra a necessidade de despertar no operador da manipulação (poluidores potenciais) desse tipo de resíduo a consciência, a defesa e a preservação do meio ambiente.

Dessa forma, é possível responsabilizar os estabelecimentos de saúde, devido à inobservância de preceitos legais, pelos danos causados ao meio ambiente com o manejo inadequado, tratamento e destinação final do resíduo sólido nos serviços de saúde, os quais devem ser um conjunto de ações operacionais, levando em conta a legislação sanitária e ambiental para dar a esses resíduos gerados um destino seguro, de forma eficiente, visando à proteção dos trabalhadores e à preservação da saúde pública, dos recursos naturais e do meio ambiente.

Resíduos Sólidos

Aqui cabe uma pequena consideração sobre os procedimentos legais que disciplinam a matéria e indicam suas intenções na questão ambiental.

A Constituição Federal do Brasil, de 1988, em seu Título VIII, Capítulo VI, estatui em seu Art. 225[5]:

> "Todos têm direito ao meio ambiente ecologicamente equilibrado, bem de uso comum do povo e essencial à sadia qualidade de vida, impondo-se ao Poder Público e à coletividade o dever de defendê-lo e preservá-lo para as presentes e futuras gerações".

Portanto, quis o legislador definir o ambiente como um bem comum de toda a população e impor ao Estado e à sociedade suas responsabilidades.

Conforme diagnosticado no Plano Nacional de Resíduos Sólidos,

> "A participação do Estado, no que diz respeito ao saneamento básico, foi prejudicada em razão de políticas setoriais que nem sempre atentavam para o desenvolvimento da crise econômica que nos últimos anos provocou dificuldades, e trouxe como principal consequência para os municípios a redução de investimentos em diversos setores públicos, entre eles o de saneamento ambiental e, principalmente, aquele relativo ao sistema de resíduos sólidos, resultando em serviços de limpeza urbana improvisados, mal programados e executados com baixa eficiência, em sistemas de manutenção ineficazes e de disposição final de resíduos urbanos e industriais em lixões a céu aberto".

Os administradores dos pequenos municípios planejam e operam seus sistemas de limpeza urbana, usualmente, por meio de soluções locais e pouco dispendiosas. Entretanto, nas grandes cidades brasileiras, densamente ocupadas e conturbadas, os problemas advindos de sistemas inadequados de resíduos sólidos urbanos são semelhantes e de difícil solução. Esses problemas podem ser resumidos, basicamente, em:

a) áreas escassas, ou inexistentes, para a disposição final dos resíduos;
b) conflitos com a população estabelecida no entorno dos sistemas existentes de tratamento e destino final dos resíduos ou daqueles a serem implantados;
c) exportação de resíduos para municípios vizinhos, gerando resistências por parte da população; e
d) agressão aos recursos hídricos e ao solo causados pela poluição.

As principais políticas setoriais que incidem sobre os resíduos sólidos, quais sejam, a Política Nacional do Meio Ambiente, a de Saneamento, a de Saúde e a de Recursos Hídricos, contêm princípios e diretrizes, mecanismos e formas de aplicação de seus instrumentos que, embora multipliquem comandos sobre o mesmo problema, apontam para estruturas decisórias, que obrigam a considerar nas suas bases a participação da população local e das prefeituras municipais, organizadas por meio de Conselhos Municipais, Comitês de Bacias Hidrográficas ou Comissões Regionais de Saneamento[6].

Essa participação das prefeituras municipais, da população e da sociedade civil organizada assume, assim, papel prioritário na gestão das políticas públicas regionais, com ênfase para seu desenvolvimento sustentado.

A preocupação é com os resíduos sólidos de saúde no tocante a manipulação, armazenamento, transporte e destinação final, conforme Barbosa (2016)[7]:

> "A disposição, coleta e tratamento dos resíduos sólidos de saúde – o chamado lixo hospitalar – têm sido alvo de grande preocupação da sociedade moderna que, embora ainda não saiba completamente como tratar os 30 trilhões de quilos de lixo produzidos no planeta todos os anos, se indigna ao saber que materiais como seringas, agulhas, bisturis, curativos e bolsas de sangue contaminados, tecido e partes anatômicas de corpos humanos, bem como drogas vencidas, dentre outros, todos integrantes de uma grande lista de resíduos gerados nos estabelecimentos de saúde e órgãos congêneres, são depositados livremente em lixões a céu aberto, onde ficam em contato direto com catadores, animais e insetos. A tragédia então é inevitável: os inúmeros vetores exponenciam o fator de risco deste tipo de material contaminado, principalmente através do ar, dos alimentos e da água, transformando-nos em alvo iminente de doenças e outros males".

É com essa preocupação que os estabelecimentos assistenciais de saúde e seus dirigentes deverão promover a manipulação e descarte final desses resíduos de forma a eliminar os riscos ambientais.

Pode-se imaginar a quantidade de organismos oriundos dos resíduos hospitalares que estão na natureza e quanto tempo alguns ainda permanecerão. É necessária a aplicação urgente da legislação ambiental nos estabelecimentos de saúde, não para um futuro melhor, mas para um presente melhor. Como fica a responsabilidade ambiental e o passivo ambiental deixado nos lixões e aterros não controlados?

Formas de tratamento e disposição final dos resíduos sólidos dos serviços de saúde (RSSS)

O tratamento de resíduos de saúde é definido como o conjunto de elementos, processos e procedimentos que altera as características físicas, químicas ou biológicas do resíduo e conduz à minimização do risco à saúde pública e à qualidade do meio ambiente[8].

Quanto à disposição final, é o conjunto de elementos, processos e procedimentos que visa ao lançamento do resíduo no solo e assegura a proteção da saúde pública e a qualidade do meio ambiente[8].

Ao se entender que, pela sua própria natureza, os resíduos sólidos, enquanto matéria, sempre resultarão em rejeito, objeto de disposição final no solo, não se abandona a ideia, seja qual for o procedimento adotado, de um aterro sanitário adequadamente projetado, operado e monitorado para a disposição da cinza ou escória proveniente da incineração, da esterilização em autoclaves ou rejeitos produzidos por outras tecnologias.

Enumeramos a seguir algumas formas de tratamento dos resíduos de saúde:

Incineração

A forma de tratamento pela incineração é tida como o método mais adequado para assegurar a eliminação de microrganismos patogênicos presentes na massa de resíduos, desde que sejam atendidos os parâmetros de projeto e operação necessários ao controle do processo.

Autoclave

O tratamento por autoclave trata do processo de esterilização de forma mais segura, pois, segundo o Ministério da Saúde, tem o poder de penetração superior ao do calor seco. A destruição das bactérias se verifica pela termocoagulação das proteínas citoplasmáticas, sendo suficiente uma exposição de 121 a 132ºC durante 15 a 30 minutos.

Entretanto, sua utilização para os RSSS vem ocorrendo apenas nos últimos anos em alguns países europeus e em alguns estados norte-americanos como pré-tratamento de determinados tipos de RSSS. No Brasil, a norma vigente preconiza esse tratamento para resíduos classificados como classe A tipo A1.

Outras formas também existem de desativação do lixo infectante.

Exposição a gases

Há referências na literatura de aplicação de óxido de etileno para o tratamento de RSSS, embora os riscos associados a esse produto (carcinogênese) desaconselhem seu emprego.

Radiações ionizantes

É referida como tecnologia emergente. Baseia-se na aplicação das radiações gama a partir do cobalto-60 e ultravioleta. Há relatos de aplicação de radiação gama, nos EUA, tanto para esterilização quanto para águas residuárias de estabelecimentos prestadores de serviços de saúde.

Micro-ondas

Embora considerada tecnologia emergente e com poucas referências, há registro de emprego dessa técnica em alguns países europeus para o tratamento dos RSSS. A massa exposta ao tratamento não pode ter objetos metálicos em concentração superior a 1%.

Desinfetantes e esterilizantes de resíduos

O emprego de produtos químicos está relacionado, na literatura, mais à desinfecção de superfícies e utensílios nas unidades de serviços de saúde do que no tratamento de resíduos.

Quanto ao uso de esterilizantes químicos para o tratamento dos RSSS, sua utilização é limitada pelos fatores achados a seguir:

- o próprio agente químico se constitui em resíduo a ser descartado;
- contraindicado para resíduos anatomopatológicos, animais contaminados, entre outros;

- pela natureza dos resíduos, esses agentes são ineficazes na presença de excesso de matéria orgânica;
- são produtos tóxicos e seu emprego está associado a altos riscos ocupacionais.

A realidade brasileira retrata disparidade significativa nas unidades federativas e mesmo nas cidades dentro de um mesmo estado federativo.

As unidades de saúde nem sempre contam com equipamentos para proceder à desinfecção dos resíduos hospitalares nem os municípios possuem tecnologias para processar seu destino final de forma adequada.

Por esse motivo, a legislação brasileira criou uma forma de destinação final, quando for impossível o tratamento do resíduo.

Trata-se da disposição em valas sépticas, em aterro sanitário. Consiste no depósito em locais apartados do lixo comum (domiciliar) e imediatamente cobertos com argila para evitar o ataque de vetores e mesmo de "catadores". Não se trata da forma ambientalmente mais segura de descarte, mas sim de uma solução emergencial de disposição final, visto que esse material, por ser considerado infectante, deve sofrer tratamento intraunidade, ou seja, deve ser tratado na sua origem, dentro das dependências de origem.

Gestão de resíduos sólidos dos serviços de saúde no mundo

Devido ao tratamento e à disposição inadequada dos RSSS, existe uma preocupação crescente devido aos riscos impostos ao meio ambiente e à saúde pública.

Por muito tempo a incineração foi o método utilizado para o tratamento dos RSSS, inclusive dentro das próprias unidades geradoras (clínicas, hospitais, laboratórios). Porém, devido a problemas que isso representava dentro das unidades, como a emissão de gases causando incômodo aos próprios pacientes internados, e danos à vizinhança pelos fortes odores gerados, além do medo da emissão de dioxinas e furanos, e pela exigência de normas ambientais mais severas, esse método passou a ser substituído por tecnologias consideradas mais "limpas", o que levou ao fechamento da maioria das instalações de incineração, pelo menos as que operavam *in loco*.

Hoje em dia, a tendência em vários países é abandonar a incineração e pesquisar e utilizar tecnologias alternativas.

Nos Estados Unidos, por exemplo, o número de incineradores de RSSS caiu de 6.200 em 1988 para menos de 100 atualmente. Países como a Irlanda e Portugal fecharam completamente seus incineradores. O Canadá descartou a incineração em favor de outras alternativas.

Os países em desenvolvimento, como as Filipinas e grandes cidades como Nova Deli e Buenos Aires, também baniram ou impuseram uma moratória aos incineradores.

Entretanto, em várias partes do mundo, a segregação da porção perigosa dos RSSS não é praticada. É também nessas regiões que esses resíduos são depositados em lixões a céu aberto, sendo que em muitos casos esses lixões têm catadores removendo todos os materiais de valor ou, na pior das hipóteses, eles podem estar vivendo dentro dos tais lixões.

A atual política da OMS (Organização Mundial da Saúde) reconhece a importância da redução e segregação efetivas dos resíduos e convocam a promoção de alternativas para a destinação final, como uma estratégia a ser implantada em médio prazo[9].

É importante que todos os países tomem consciência dessa iniciativa, principalmente aqueles em desenvolvimento.

Gestão de resíduos sólidos de saúde no Brasil

Os dados apresentados neste capítulo são resultado da pesquisa direta aplicada pela ABRELPE aos municípios e de levantamento junto às empresas do setor, os quais permitiram a projeção nacional.

Os resultados da pesquisa permitiram concluir que, em 2017, 4.518 municípios prestaram os serviços de coleta, tratamento e disposição final de 256.941 toneladas de RSSS, o equivalente a 1,24kg por habitante/ano. O dado atual representa uma redução na geração de 0,04 em relação ao total gerado em 2016, queda de 0,08% no índice *per capita*.

De acordo com os dados fornecidos pelas empresas do setor, a capacidade instalada em equipamentos para tratamento de RSSS por diferentes tecnologias aumentou e alcançou 1.007,3 toneladas diárias.

A legislação aplicável estabelece que determinadas classes de resíduos de serviços de saúde demandam algum tipo de tratamento previamente à sua disposição final; no entanto, cerca de 27,5% dos municípios brasileiros ainda destinaram os RSSS coletados sem declarar o tratamento prévio dado a eles, o que contraria as normas vigentes e apresenta riscos diretos aos trabalhadores, à saúde pública e ao meio ambiente (Figuras 6.1 a 6.3).

Em 28 de março de 2018, a Agência Nacional de Vigilância Sanitária – ANVISA – publicou a Resolução nº 222, que regulamenta as Boas Práticas de Gerenciamento dos Resíduos de Serviços de Saúde. O documento tem a finalidade de orientar as vigilâncias sanitárias locais e os serviços geradores de resíduos de serviços de saúde no cumprimento correto da norma[10].

Figura 6.1 – Quantidade de RSSS coletada pelos municípios.

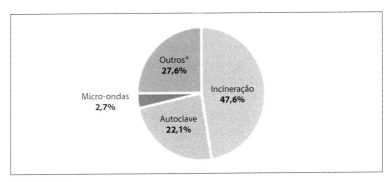

Figura 6.2 – Tipo de destinação final dos RSSS coletados pelos municípios. *"Outros" compreendem a destinação, sem tratamento prévio, em aterros, valas sépticas, lixões etc. Fonte: Pesquisa ABRELPE.

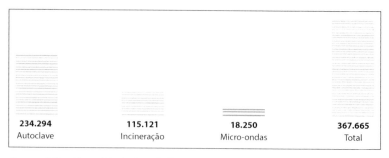

Figura 6.3 – Capacidade instalada para tratamento de RSSS (t/ano). A esses dados foram somadas 100t/dia, tratadas por desativação eletrotérmica – ETD. Fonte: Pesquisa ABRELPE.

Essa norma objetiva minimizar os riscos inerentes ao gerenciamento de resíduos no Brasil em relação à saúde humana e animal, bem como na proteção ao meio ambiente e aos recursos naturais renováveis.

Considerações Finais

Concluiu-se que a melhoria da geração de resíduos está intimamente ligada à concentração populacional acentuada nas áreas urbanas. O crescimento populacional, também, oriundo das migrações internas e externas e por fatores econômicos contribuiu para maior geração de resíduos de qualquer natureza.

Consequentemente, as internações em hospitais e clínicas aumentaram a geração de resíduos sólidos de saúde que também se intensificaram.

Muito embora as políticas de saneamento básico e de resíduos estejam implantadas, há necessidade de maior planejamento de cidades e de controle dos grupos sociais, bem como da fiscalização da geração dos resíduos.

As políticas públicas implantadas necessitam de um planejamento das cidades, bem como a aplicação de legislação ambiental nos estabelecimentos de saúde.

Referências Bibliográficas

1. IBGE – Instituto Brasileiro de Geografia e Estatística. Pesquisa Nacional de Saneamento Básico. 2015.
2. Rocha AA. Fatos históricos do saneamento. São Paulo: Scortecci; 1997.
3. Jornal Folha de São Paulo. Quarto mundo-catadores de lixo de Olinda ficam no aterro. 18 de abril de 1994.
4. Philippi A Jr. Saneamento do meio. São Paulo, Fundacentro Universidade de São Paulo. Faculdade de Saúde Pública. Departamento de Saúde Ambiental; 1992.
5. Brasil. 1988 – Constituição Federal BRASIL – Constituição – República Federativa do Brasil.
6. Brasil. 1981 – Política Nacional do Meio Ambiente – Lei nº 6.938, de 31 de agosto de 1981.
7. Barbosa JBM. Lixo hospitalar. Revista Jus Navigandi, ISSN 1518-4862, Teresina, ano 8, n. 66, 1 jun. 2003. Disponível em: <https://jus.com.br/artigos/4159>. Acesso em 9 maio 2019.
8. Brasil. Conselho Nacional do meio ambiente – CONAMA. Resolução nº 358, de 29/04/2005.
9. Mavropoulos A. Estudo para a gestão de resíduos de serviços de saúde no Brasil. 2010.
10. Brasil. Agência Nacional de Vigilância Sanitária. RDC 222/2018. Brasília: Anvisa; 2018.
11. Abrelpe. Panorama dos Resíduos sólidos no Brasil. 2017.

capítulo 7

Logística Hospitalar: Gerando Valor ao Paciente

Moacir Pereira

Resumo

O aumento da complexidade nas organizações da área da saúde tem feito com que as empresas busquem um processo de tomada de decisão simples, porém mais sistemático, baseado em ferramentas e técnicas que possam justificar as decisões de abastecimento. Na logística hospitalar, os ganhos obtidos com conhecimentos gerenciais e utilização de ferramentas e técnicas quantitativas podem representar o equilíbrio entre a demanda e a necessidade de abastecimento de medicamento em uma organização hospitalar.

Introdução

A compreensão exata do que é logística permite aos profissionais das empresas melhor utilização do processo produtivo, tanto para bens quanto para serviços. A importância do armazenamento de componentes e produtos acabados pode trazer benefícios para fornecedores e clientes ao agregar valor, deixando de ser apenas uma área transitória na organização.

É crescente na literatura especializada em operações e serviços prestados à comunidade a importância atribuída à logística como elemento fundamental ao gerenciamento eficaz do suprimento de mercadorias. Por gerenciamento eficaz normalmente se entende a gestão dos fluxos correlatos de produtos, de informações e de recursos financeiros, que vão do fornecedor inicial ao consumidor final.

A logística tem como foco principal a minimização do custo da operação para determinado nível de serviço e é um importante processo na viabilização da consecução do fluxo de suprimento de materiais no espaço e no tempo. Busca-se atingir um nível desejado de serviço ao cliente pelo menor custo total possível, pois se sabe que é por meio do processo logístico que os materiais fluem pelos sistemas de produção e serviços de uma organização e que os produtos são distribuídos pelos canais de *marketing* e vendas.

Para que a logística assuma papel relevante na criação de vantagem competitiva em uma cadeia de suprimento, suas principais decisões devem ser articuladas ao longo do tempo, permitindo o desenvolvimento de padrões de decisão coerente com a característica do negócio. De forma geral, visa-se à criação e à manutenção de posições competitivas sustentáveis, como a redução de estoques de materiais e a reposição rápida e eficiente de mercadorias à disposição dos clientes ou dos pacientes, no caso de uma organização da área da saúde, gerando criação de valor. Pode-se entender que valor é o grau de benefício obtido como resultado da utilização e das experiências vividas com um produto ou serviço. É a percepção do cliente interno ou externo e das demais partes interessadas sobre o grau de atendimento de suas necessidades.

No passado, em razão da ausência de um sistema de transporte bem desenvolvido e de sistemas de armazenagem, todavia, o movimento de mercadorias era limitado ao que um indivíduo podia transportar, e a armazenagem de perecíveis era possível apenas por curto período.

O principal motivo para isso era a falta de sistemas logísticos desenvolvidos e a custos baixos, de modo que pudessem encorajar uma troca e suprimentos adequados de mercadorias. A logística evoluiu do depósito e do pátio de recebimento e expedição de mercadorias para a administração de suprimentos de produtos e serviços aos consumidores.

Dessa forma, o objetivo da logística é tornar disponíveis produtos e serviços no local onde esses sejam necessários e no momento em que são desejados. Os consumidores que hoje vão às lojas ou a locais que prestam algum serviço certamente esperam encontrar os produtos disponíveis e recém-produzidos.

A logística envolve a integração de informações, planejamento, transporte, armazenamento, manuseio e distribuição de produtos, visto que a responsabilidade operacional da logística está diretamente associada à disponibilidade de materiais no local onde são requisitados, ao menor custo possível.

O objetivo deste capítulo é o de apresentar elementos que levem o leitor à compreensão de conceitos gerais da função logística focando atender às expectativas do usuário, bem como expondo o funcionamento da logística na dinâmica hospitalar.

Processos Logísticos

Sabe-se que a logística existe desde o início da civilização e, ainda que de forma precária, vem evoluindo ao longo dos anos. A implementação de melhores práticas logísticas, atualmente, porém, tornou-se uma das áreas mais desafiadoras e interessantes da administração empresarial, em razão, entre outros fatores, do mundo dos negócios, altamente competitivo, o qual vem estimulando diversas transformações no campo da gestão empresarial, a fim de proporcionar às organizações a obtenção de posições relevantes e privilegiadas no mercado.

Para Bowersox et al.[1], novos conceitos e práticas de processos logísticos estão surgindo, e diversos deles atentam para estratégias que buscam atender os clientes de forma rápida para o estímulo de relacionamento fiel e duradouro, visando à garantia de lucros em longo prazo. Esses novos conceitos de logística também encampam a questão de que a satisfação dos clientes é dependente das operações que estão por trás da criação de valor esperado pelo mercado e do atendimento aos clientes.

Ainda de acordo com Bowersox et al.[1], a logística agrega valor quando o estoque é corretamente posicionado para facilitar as vendas e o produto ou serviço chega às mãos dos clientes, pois ela tem como objetivo central atingir um nível desejado de serviços ao cliente, pelo menor custo total possível.

Uma definição de logística é a que foi promulgada pelo *Council of Supply Chain Management Professionals* (CSCMP) que diz o seguinte: "logística é o processo de planejamento, implementação e controle eficiente e eficaz do fluxo e armazenagem de mercadorias, serviços e informações relacionadas desde o ponto de origem até o ponto de consumo, com o objetivo de atender às necessidades do cliente".

Segundo Ballou (2001)[2], o trabalho do profissional de logística é fornecer mercadorias e serviços a clientes de acordo com suas necessidades e exigências da maneira mais eficaz possível, pois a missão da logística é dispor a mercadoria ou serviço certo, no lugar certo, no tempo certo e nas condições desejadas, ao mesmo tempo que fornece maior contribuição à empresa.

Fundamentos da logística

Quando a concorrência era menor e os ciclos de vida dos produtos e serviços eram mais longos, fazia sentido perseguir a excelência nos negócios pela gestão eficiente de atividades isoladas como compras, transportes, manuseio de materiais e distribuição de produtos. Essas funções eram desenvolvidas por especialistas, cujo desempenho era medido por indicadores como custos de transportes mais baixos, menores estoques de materiais e compras ao menor preço.

Atualmente, os mercados estão cada vez mais globalizados e dinâmicos, e os consumidores, cada vez mais exigentes. Para satisfazê-los, são criados, a todo momento, modelos de produtos e serviços com ciclos de vida bem mais curtos. E a coordenação da gestão de materiais, da produção, da distribuição e assistência técnica passou a dar respostas mais eficazes aos objetivos de excelência que os negócios exigem. Surge, então, o conceito de logística reunindo as diversas atividades de processamento fabris ou de serviços nas organizações, para atender às demandas dos clientes.

Isso significa considerar os elementos ou componentes de um sistema às atividades de aquisição de materiais, movimentação e armazenagem interna, e ainda distribuição, que facilitam o fluxo de produtos e serviços desde o planejamento de materiais até o ponto de consumo final, assim como os fluxos de informação que geram os produtos e serviços em movimento.

A logística consiste em um conjunto de atividades funcionais que pode ser repetido várias vezes ao longo do canal de suprimentos por meio do qual as matérias-primas e insumos são convertidos em produtos acabados e o valor agregado é apresentado aos clientes. Muitas vezes, a fábrica e os pontos de distribuição não estão localizados próximos, e o canal representa uma sequência de fases da manufatura de forma que as atividades logísticas ocorrem muito antes que um produto chegue ao mercado.

Bowersox et al. (2014)[1] comentam que, depois de definidas as instalações, o transporte providenciado e o estoque posicionado, devem ser realizadas atividades de armazenagem, manuseio de materiais e embalagem. Assim, para se obter integração interna, é necessária a coordenação dos fluxos de estoques e informações entre as áreas operacionais, de forma que se possa sincronizar e obter respostas rápidas dos fluxos de materiais, variância mínima nos valores de produção, estoques mínimos e consolidação de movimentação.

É possível destacar três aspectos pela óptica logística, quais sejam: visão estratégica – integração dos processos de suprimentos, produção e distribuição; visão gerencial – comprometimento e relacionamento dos aspectos logísticos e de *marketing*/vendas; e visão operacional – elos entre a logística de abastecimento, logística interna e logística de distribuição.

Dessa forma, é possível identificar que o processo logístico em uma organização contempla duas ações gerais de inter-relacionamento: o fluxo de materiais, considerado desde o ponto em que se coloca um pedido para o fornecedor, e o fluxo de informações, acontecendo em paralelo a todo o processo de movimentação de produtos, até a entrega aos clientes.

Componentes da logística

O processo logístico passa, em uma empresa, pelas áreas de recebimento, produção, embalagem, expedição e distribuição, criando assim importantes interfaces na organização.

Pires[3] comenta que o conceito de valor agregado visto pela óptica do consumidor final ganhou nova dimensão e, como consequência, destaca a importância dos processos logísticos, pois, "em uma empresa industrial, os processos logísticos tendem, naturalmente, a ser classificados como 'meios' que suportam e viabilizam processos 'fins' como vender, produzir e entregar".

Bowersox et al.[1] comentam que, em empresa industrial ou da área da saúde, o processo produtivo depende de dois agentes logísticos básicos: a logística de abastecimento e a logística interna na organização. Depois, a empresa necessita de um canal de escoamento de produtos acabados ou oferecimento de serviços, proporcionando uma nova fase, vale dizer, a logística de distribuição.

É possível então, para melhor entendimento, estruturar a logística conforme mostrado na figura 7.1.

A logística é um sistema de fluxo estruturado que pode ser entendido com os seguintes componentes:

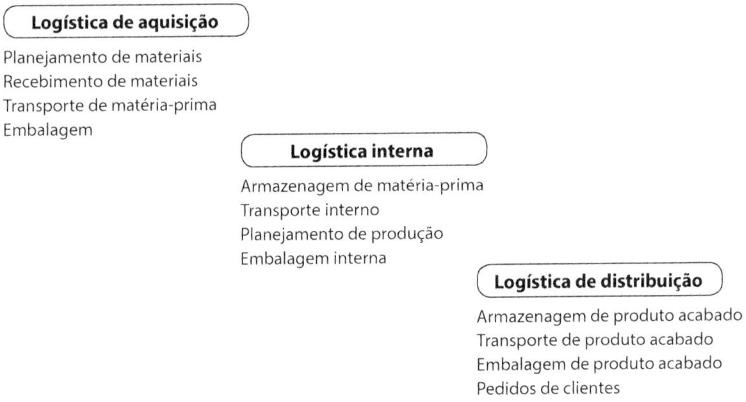

Logística de aquisição
Planejamento de materiais
Recebimento de materiais
Transporte de matéria-prima
Embalagem

Logística interna
Armazenagem de matéria-prima
Transporte interno
Planejamento de produção
Embalagem interna

Logística de distribuição
Armazenagem de produto acabado
Transporte de produto acabado
Embalagem de produto acabado
Pedidos de clientes

Figura 7.1 – Estrutura da logística. Fonte: Pereira, 2008[4].

Logística de abastecimento – envolve a administração de materiais, suprimentos de matérias-primas e insumos, transporte de material e almoxarifado de matérias-primas.

Logística interna – envolve a movimentação de materiais, materiais em processo (também conhecido como *work in process* – WIP) e embalagem para movimentação interna na organização.

Logística de distribuição – envolve a distribuição física de produtos, armazenagem de produtos acabados, processamento de pedidos e transporte de produtos acabados.

A logística pode então, quando bem sincronizada e ordenada no processo industrial ou de prestação de serviços, proporcionar e orientar um abastecimento adequado e, ainda, um valor agregado apresentado ao cliente ou ao paciente. A logística agrega valor para o cliente quando disponibiliza o produto ou serviço no momento em que ele deseja adquiri-lo ou consumi-lo e na quantidade que satisfaça suas necessidades.

Suprimentos de matérias-primas e insumos

Para Bowersox et al.[1], a área de suprimentos em uma empresa pode ser vista como um canal de fluxo de material no qual são processados matérias-primas e insumos, transformando-os em bens ou serviços que são disponibilizados aos consumidores. Forma-se, dessa maneira, uma ligação entre um grupo de empresas (fornecedores) e um cliente (comprador) que vêm, juntos, adquirir, converter e distribuir bens e serviços aos consumidores finais.

Quanto aos suprimentos, esses podem, em uma organização, ser considerados um sistema por intermédio do qual empresas entregam seus produtos e serviços aos seus clientes, em uma rede de ações interligadas.

O último elo indica que o produto deve chegar ao consumidor e inclui os sistemas de distribuição como armazéns intermediários, varejo e consumidor final.

Melhorias na área de suprimentos incluem ações do tipo:

- Redução de inventário resultante de sistemas de comunicações e entregas *just-in-time*, que diminuem a necessidade de estoques de segurança.
- Aumento do giro de estoques graças ao sistema de "puxar" proporcionado pela implantação do *kanban* nos produtos de maior demanda com inventários reduzidos.
- Melhorias nos *lead-times* como resultado de um mapeamento dos processos e análises das atividades e tendo como maior fator a eliminação de fases que não agregam valor e aceleração do tempo nos passos que agregam valor.

Para Bowersox et al.[1], o suprimento envolve a compra e a organização da movimentação de entrada de materiais, componentes, insumos e serviços nas empresas. Nota-se que o suprimento engloba a disponibilidade de sortimento desejado de materiais onde e quando necessários, e isso abrange a execução do planejamento de recursos, localização de fontes de fornecimento, negociação, colocação de pedidos aos fornecedores, transporte para a chegada de materiais, recebimento e a disponibilização dos materiais.

A função de compras em uma organização tem importância significativa na melhoria dos resultados financeiros das empresas porque suas atribuições estão diretamente ligadas à possibilidade de redução de estoques e, consequentemente, dos custos das empresas. Entre as várias responsabilidades da área de suprimentos podem-se destacar a construção e a manutenção dos relacionamentos com os fornecedores como forma de minimizar a possibilidade de interrupção no fluxo de materiais dentro das empresas, adquirir novas competências e melhorar a qualidade de seus produtos.

Logística Interna

Sabe-se que a logística agrega valor quando o estoque é devidamente posicionado para facilitar as vendas ou, no caso interno de uma empresa, deve estar acessível quando necessário.

Bowersox et al.[1] comentam que "a logística é, em geral, responsável por uma das maiores parcelas do custo final do produto, sendo superada apenas pelos materiais consumidos na produção ou pelo custo dos produtos vendidos no atacado ou no varejo". De certa forma, a logística, a qual pode ser considerada essencial para o sucesso dos negócios, tem alto custo.

Assim, quando se aborda o assunto sobre logística no contexto interno de uma organização, pode-se afirmar que se está referindo ao aspecto do transporte interno de materiais, considerando sua disponibilização aos setores ou áreas da empresa interessadas ou necessitadas dos produtos, bem como ao gerenciamento dos estoques.

Transporte interno de materiais

O transporte é necessário para movimentar produtos e materiais até a próxima fase do processo de produção ou até um local mais próximo possível do cliente final.

O transporte, segundo Bowersox et al.[1], atua em dois sentidos: movimenta para a frente e para trás a cadeia de agregação de valor, tanto para produtos como para serviços. Utiliza-se, ainda, de recursos temporais, financeiros e ambientais. Isso, porém, deve ser realizado apenas quando houver aumento do valor dos produtos e serviços.

Segundo Pozo[5], para agregar valor ao movimento interno de materiais, o estoque deve ser posicionado próximo aos consumidores ou aos pontos de manufatura. A administração de estoques envolve manter seus níveis tão baixos quanto possível, ao mesmo tempo que provê a disponibilidade desejada pelos clientes.

Com uma abordagem integrada de cada elo da cadeia de suprimentos e do sistema logístico, seja em ambiente externo, seja em ambiente interno, um número cada vez maior de empresas está obtendo significativas vantagens competitivas pelo nível de serviço ao cliente e redução de estoques e custos de armazenamento, entregando valor, tanto tangível como intangível, para a plena satisfação do cliente.

Manuseio de materiais

O principal objetivo do transporte é a movimentação de produtos de um local de origem até determinado destino, minimizando ao mesmo tempo os custos financeiros, temporais e ambientais.

Para Bowersox et al.[1], as despesas por perdas e danos também devem ser minimizadas e, ao mesmo tempo, a movimentação deve atender às expectativas de clientes em relação ao desempenho das entregas e à disponibilidade de informações relativas ao material transportado.

Ainda de acordo com Bowersox et al.[1], as atividades de movimentação e armazenagem de produtos são normalmente mais sensíveis à produtividade da mão de obra do que às atividades de produção. A natureza das atividades de manuseio de materiais apresenta limitações ao uso de tecnologias de informação avançadas, porque, embora o uso de computadores tenha propiciado a introdução de novas tecnologias e capacidades, o manuseio de materiais ainda é uma atividade manual.

O objetivo primordial do manuseio é a separação das cargas de produtos de acordo com as necessidades dos clientes internos. As atividades principais do manuseio são o recebimento de material e seu manuseio interno. O recebimento consiste na chegada de materiais e mercadorias à empresa em quantidades adequadas.

A primeira atividade no recebimento do material é a descarga de veículos, a conferência e a disposição desse material no depósito. Já o manuseio interno inclui toda e qualquer movimentação dentro do armazém e sua transferência para o processo produtivo da empresa.

A movimentação interna envolve a disponibilidade de sortimento desejado de materiais onde e quando necessário. Da mesma forma, como a distribuição física trata da saída de produtos, a movimentação de materiais engloba as operações de entrada no recebimento de materiais e conferência, quando da separação de peças e componentes internamente.

Processo Logístico de Abastecimento em Hospital

O hospital moderno incorporado aos sistemas integrados de saúde do País comporta-se como centro de referência, articulado às políticas gerais do Ministério da Saúde e da região onde está inserido. Faz parte do esquema geral de assistência no que se refere à promoção e recuperação da saúde dos indivíduos.

O hospital, atualmente, é resultado de diversas pesquisas que evoluíram no campo médico e, embora ainda se destine a curar doenças e recuperar a saúde dos pacientes como outrora, presta-se também para diagnosticar precocemente uma série dessas doenças visando salvar vidas ao retardar a evolução do problema ou mesmo extirpá-lo do organismo da pessoa.

Para isso, exige uma estrutura física funcional, estrategicamente localizada, uma direção e administração eficientes por pessoas abalizadas, além de recursos materiais. Sabe-se também que a automatização do estoque e da área de compras de medicamentos e materiais tem forte potencial na redução de custos e no tempo de abastecimento, sendo, portanto, áreas consideradas estratégicas para a organização.

Dessa forma, é importante um processo de gestão de estoques, com um planejamento de demanda mais confiável, seguido de abastecimento mais constante conforme a necessidade. A gestão de estoques poderá garantir a disponibilidade do produto certo, na hora certa, da forma correta e nas quantidades desejadas, levando em conta que, com relação ao processo de saída de medicamentos da farmácia hospitalar, deve-se considerar o fato de utilizar sempre o medicamento com prazo de vencimento mais próximo, fazendo valer o método "primeiro que expira, primeiro que sai", uma vez que, no setor de medicamento, geralmente não há devolução ou troca de produtos, como ocorre normalmente em supermercados.

Um ponto importante que se deve ressaltar, entretanto, é ter noção da origem de demanda de medicamento na farmácia hospitalar, uma vez que essa proposta trata de uma nova maneira para o abastecimento de medicamento de forma equilibrada, visando à redução dos custos de estoque e melhoria no tempo de abastecimento.

Origens da demanda de medicamentos na farmácia hospitalar

De maneira geral, a demanda de medicamento na farmácia hospitalar ocorre por meio das áreas de pronto atendimento (entrada do paciente no hospital), cirurgias programadas (paciente já internado no hospital), cirurgias de emergência e exames laboratoriais. É importante notar que, nas situações que envolvem cirurgias programadas e cirurgias de emergência, o paciente já está internado, recebendo acompanhamento médico regular e a demanda por medicamentos ocorre de acordo com a evolução (para melhor ou não) do seu quadro clínico. A demanda de medicamentos, nesses casos, é mais previsível.

O controle e equilíbrio do estoque de medicamento na farmácia hospitalar é uma das fases da gestão de materiais caracterizada por um controle com a finalidade de apontar "quando" comprar e "quanto" comprar.

Estrutura e processos do modelo

Esse tópico aborda a proposição de uma metodologia de abastecimento de medicamento para farmácia de um hospital, conforme mostra a figura 7.2.

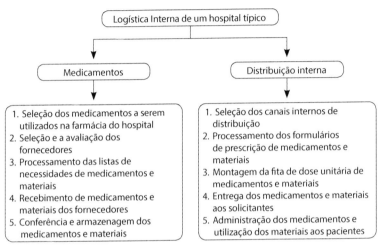

Figura 7.2 – Atividades logísticas de medicamentos de um hospital típico. Fonte: Pereira, 2008[4].

De acordo com a figura 7.2, é possível estabelecer diretrizes e ações voltadas ao fluxo de abastecimento de medicamentos. Dessa forma, têm-se duas visões: uma denominada "Medicamentos" e outra denominada "Distribuição interna".

Na visão "Medicamentos", encontram-se situações inerentes à área de compras[1,2,3] e situações relacionadas aos aspectos logísticos[4,5]. Já, na visão "Distribuição interna", podem-se computar no aspecto relativo ao hospital: seleção dos canais de distribuição interna de medicamentos (para quais áreas são direcionados os medicamentos), processamento dos formulários de prescrição médica (o que está sendo solicitado), montagem da fita de dose unitária de medicamentos (qual a quantidade de medicamento a ser administrada ao paciente), entrega do material às respectivas áreas (UTI, pronto atendimento e outras) e administração dos medicamentos aos pacientes (aplicação do medicamento no paciente).

Para que o processo logístico interno de um hospital típico ocorra, um aspecto importante a ser considerado diz respeito à gestão operacional para abastecimento de medicamento no estoque da farmácia hospitalar. Dessa forma, são abordadas maneiras de como deve ocorrer a decisão sobre o "quando" e "quanto" comprar de um certo medicamento.

A descrição dessa sequência permite dizer que esses são os processos que ocorrem entre fornecedor e cliente, de tal maneira que permitem o entendimento e proporcionam a operacionalização entre os agentes envolvidos, com relação ao abastecimento de medicamento da farmácia hospitalar, sem, entretanto, deixar de lado aspectos relativos à base de fornecedores, forma de relacionamento entre fornecedor e cliente, recebimento e armazenagem de medicamentos, distribuição interna de medicamentos e a relação paciente/cliente sob a óptica de um hospital.

Nas organizações de cuidados com a saúde, como nos hospitais, há oferecimento de serviços aos clientes/pacientes a que se denomina pacote produto-serviço. Esse pacote é, de modo geral, formado pelos serviços médicos prestados e pelos medicamentos disponíveis que são utilizados na preservação da saúde e cura dos indivíduos que necessitam da organização.

Como o custo desse pacote é relativamente alto, visto que envolve a remuneração de profissionais da saúde (serviços médicos normalmente cada vez mais especializados) e aquisição de medicamentos para a reposição de estoques e substituição de eventuais produtos que se tornam obsoletos, as organizações hospitalares buscam efetuar a redução de custos do pacote produto-serviço por meio de melhorias na reposição de medicamentos na farmácia hospitalar, tendo em vista a minimização dos custos de estoques e a rapidez no tempo de abastecimento.

Para o atendimento das atividades hospitalares, é importante evitar o excesso ou a falta de medicamentos, duas situações prejudiciais ao bom desempenho da organização, na medida em que geram gastos adicionais que não agregam valor aos serviços prestados. Medicamentos em excesso podem requerer espaços maiores para armazenamento, elevam as despesas de manuseio e movimentações internas e aumentam as possibilidades de perdas por vencimento do seu prazo de validade.

A administração do estoque de medicamentos deve, portanto, contribuir para ampliar as condições da organização de atender às necessidades dos seus clientes quanto a prazos, custos, flexibilidade e qualidade. Vale lembrar que ao cliente/paciente do hospital ou aos seus familiares importa o atendimento integral desde sua entrada no hospital e, às vezes, até mesmo antes, quando buscam informações de qualquer natureza.

Para tanto, buscam-se equilíbrio e abastecimento adequados de medicamentos dentro de uma abordagem logística que integre todas as atividades relacionadas com o fluxo de materiais.

Base de fornecedores

Embora o preço de compra seja geralmente o critério básico para a seleção de fornecedores, a qualidade e os serviços prestados também são fatores influentes. De forma geral, em um hospital, a base de fornecedores inicia-se na lista de medicamentos e materiais que serão utilizados pela organização. No ramo de medicamentos e materiais hospitalares (cateteres, fios para suturas etc.), o fornecimento está, geralmente, concentrado em grandes distribuidoras de produtos.

Isso ocorre porque as distribuidoras realizam compras de lotes fechados de medicamentos (normalmente a quantidade do lote ultrapassa a necessidade dos hospitais, mormente os de pequeno e médio porte), ou porque os fabricantes impõem um valor de faturamento que supera também a necessidade de compra da organização.

A base de fornecedores de cada hospital é formada de acordo com o tipo de medicamento e materiais utilizados pela organização.

Ocasionalmente, o nome da marca, refletindo a reputação da distribuidora no mercado, pode ser também fator decisório para a formação da base de fornecedores.

Importa igualmente considerar outro tipo de fornecedor, além das distribuidoras: são os fabricantes (laboratórios farmacêuticos) de medicamentos. Esses fabricantes geralmente têm interesse no fornecimento direto dos medicamentos aos hospitais, o que ocorre, muitas vezes, não tanto pelo volume de utilização de medicamentos ou pelo montante de faturamento, mas, sim, em razão de produzirem algum medicamento específico, cuja criação é do próprio fabricante, ou porque o fabricante é detentor da autorização de sua produção no país. Essa situação pode permitir ao fabricante, com autorização do hospital que está adquirindo o medicamento, normalmente com preços de compra reduzidos, elaborar peças promocionais, tendo em conta outras organizações hospitalares e clínicas especializadas, informando, como referência, quais as unidades de saúde que estão se utilizando do medicamento produzido.

Tal como a indústria automobilística, por exemplo, no setor de saúde atual também há tendência para a redução da base de fornecedores. Observa-se, entretanto, que é conveniente aos hospitais manter um cadastro de, pelo menos, três fornecedores de medicamentos e materiais, formando-se, geralmente, pacotes por linha de aplicação (antibióticos, medicamentos para problemas cardíacos etc.), além da verificação constante com relação a preços e prazos de entrega.

Recebimento e armazenagem de medicamentos

O recebimento de medicamentos em uma farmácia hospitalar deve acontecer em local adequado, protegido do calor e luz excessivos, bem como de intempéries. A verificação e a contagem dos produtos podem ser realizadas pelo farmacêutico ou outra pessoa designada para tal, tendo em mãos uma cópia do pedido de compras e a nota fiscal que acompanha o material.

Alguns medicamentos transportados sob refrigeração devem ter prioridade na recepção e na conferência, pois, geralmente, a embalagem contendo as bolsas com gel para manter a temperatura controlada suporta praticamente o tempo exato de viagem entre a saída do produto das mãos do fornecedor até a chegada ao destino. Esse cálculo é realizado pela distribuidora, que acrescenta uma quantidade maior ou menor de bolsas de gel congelado na caixa de isopor que serve de embalagem para o medicamento.

Realizada a conferência dos produtos recebidos, inicia-se a armazenagem dos medicamentos. Mais uma vez, a prioridade é para a armazenagem dos medicamentos que requerem temperatura controlada. Esses são armazenados em geladeiras comuns (domésticas), se a temperatura for até 8ºC, aproximadamente, ou *freezer*, se necessitar de temperatura menor, como alguns tipos de vacinas, por exemplo.

Outro tipo de armazenagem especial na farmácia hospitalar ocorre com medicamentos controlados, de acordo com resoluções específicas emitidas pela Agência Nacional de Vigilância Sanitária (ANVISA). São medicamentos psicotrópicos, cuja utilização por pacientes não acompanhados por médico responsável pode causar dependência química, e sobre os quais devem ser exercidos controles rigorosos. Normalmente, esses medicamentos são armazenados em armários fechados cuja chave e controle são de responsabilidade do farmacêutico.

Para os demais medicamentos que não requerem condições especiais de armazenamento, a farmácia hospitalar deve ter um ambiente protegido da luz solar direta, boa ventilação, iluminação adequada e piso que facilite a limpeza. A Resolução RDC nº 50, de 21/02/2002, dispõe que a área para recepção e inspeção de medicamentos deve ser no mínimo 10% da área total de armazenagem que, por sua vez, deve ter uma área mínima equivalente a 0,6m^2 por leito.

Poucas organizações de saúde seguem fielmente essa resolução em razão da falta de espaço existente nos hospitais.

Distribuição interna de medicamentos

A distribuição interna de medicamentos em um hospital geralmente acontece mediante a fita de medicamento de dose unitária destinada aos pacientes das diversas áreas do hospital. Para os casos de pacientes internados na UTI, enfermaria ou quarto de recuperação, a distribuição de medicamento é realizada por meio da fita de dose unitária de medicamento, cobrindo quase sempre um período de 24 horas. Já para as áreas de pronto-socorro e UTI móvel (ambulância), a farmácia disponibiliza medicamentos em pequenos lotes. Esses são repostos de acordo com o consumo diário, avaliado pelo farmacêutico diariamente nessas áreas.

Para a montagem da fita, os medicamentos são retirados do estoque da farmácia mediante requisições de produtos emitidas pelas diversas áreas da organização (pronto atendimemnto, UTI, enfermaria etc.), com base na prescrição médica para cada paciente.

As interações podem ocorrer entre os diversos processos, formando a logística de abastecimento e interagindo em todas as direções do fluxo.

Considerações Finais

A logística sempre existiu, e isso desde a Antiguidade. A nomenclatura ao longo do tempo foi-se alterando e adaptando-se a novas realidades e novas necessidades do crescimento do comércio entre os povos.

A evolução do conceito atual da logística aconteceu de forma lenta, e começou no almoxarifado. O almoxarife era um cargo de alta responsabilidade e tinha certo poder na empresa. Era o controlador do estoque, pois elaborava os registros dos materiais em estoque, suas entradas, saídas e saldos físicos. Era o máximo de organização e eficiência, onde se lançavam as notas fiscais de entrada, as requisições e as devoluções de materiais.

Era uma época também em que o transporte era um mal necessário. Ninguém queria assumir e absorver essa responsabilidade. O comprador normalmente exigia que o fornecedor entregasse suas mercadorias no seu almoxarifado ou armazém designado. Os custos dos transportes já faziam parte do custo do produto, e ponto final.

O cenário logístico passa por uma série de mudanças nos dias atuais, saindo do entendimento de simples transporte de produtos para uma realidade em que organizações são constituídas especialmente para receber, administrar e distribuir produtos dos fabricantes. Esses fabricantes delegam a empresas especializadas em logística a busca na redução do tempo de entrega de produtos aos clientes, visando não deixar espaço aos concorrentes.

Essa situação permite que produtos e informações em um processo de suprimentos se tornem claros, diretos e mais fluidos, quando gerenciados de forma dinâmica e sinérgica por meio da confiança entre os agentes envolvidos – fornecedor e cliente/paciente.

Referências Bibliográficas

1. Bowersox DJ, Closs DJ, Cooper MB, Bowersox JC. Gestão logística da cadeia de suprimentos. 4ª ed. Porto Alegre: AMGH; 2014.
2. Ballou RH. Gerenciamento da cadeia de suprimentos: planejamento, organização e logística empresarial. 4ª ed. Porto Alegre: Bookman; 2001.
3. Pires SRI. Gestão da cadeia de suprimentos (*supply chain management*) – conceitos, estratégias, práticas e casos. São Paulo: Atlas; 2004.
4. Pereira M. Logística hospitalar. Reposição contínua de medicamentos na farmácia. Piracicaba: Moinho Editorial; 2008.
5. Pozo H. Administração de recursos materiais e patrimoniais: uma abordagem logística. São Paulo: Atlas; 2001.

capítulo 8

Gestão Contábil, Controles Financeiros, Custos e Orçamento de Instituições de Saúde

Eduardo Regonha

Os comentários a seguir compreendem um breve resumo sobre as funções e relevância dos temas que serão descritos neste capítulo.

A ocasião para a abordagem e discussão do elenco dessas informações é inquestionável, pois as instituições de saúde passam por um avanço tecnológico sem precedentes, acompanhado por níveis de competitividade crescentes, com reivindicações por serviços de alta qualidade a um custo adequado. Nesse contexto, tornou-se imprescindível a compreensão da necessidade de adoção de técnicas de gestão com foco na redução e gerenciamento dos custos e busca constante da produtividade e melhoria do desempenho.

Gestão contábil – o conjunto de informações contábeis e gerenciais constitui um passo de extrema importância para medir o desempenho da instituição, além de gerar elementos fundamentais para a tomada de decisão e controle. Cabe aos contadores entenderem o estilo e a necessidade de cada empresa e estarem conscientes da sua intransferível participação no processo de evolução da atividade contábil, analisando e estudando o grau de complexidade e a periodicidade da informação, determinar de forma clara e objetiva a apresentação dos dados, pois, nos hospitais e clínicas médicas, os receptores das informações não falam a linguagem contábil com a perfeição que faz o contador. Portanto, os relatórios, além de todos os dados necessários para o pleno gerenciamento, devem ainda ter uma linguagem clara e objetiva, que alcance o nível de entendimento de multiprofissionais, sejam eles médicos, enfermeiros, administradores etc. Sem essa harmonização, as informações terão pouco valor ou talvez nenhum.

Gestão financeira – em relação à gestão financeira, a administração do capital de giro, através de um controle do fluxo de caixa, de forma eficiente e eficaz torna-se uma necessidade imprescindível. Cabe ao executivo de finanças a administração adequada em cada uma das modalidades de investimentos, combinada com uma estrutura de financiamento que assegure a viabilização econômico-financeira, que propicie um caixa saudável para as finanças da empresa. Além disso, esse profissional necessita de visão ampla e consistente que propicie um equilíbrio do caixa em consonância com a necessidade de geração de resultados operacionais, gerando bom padrão de liquidez e adequada aplicação ou captação dos recursos financeiros.

Gestão dos custos – é notória em todos os segmentos a importância das informações geradas pela área de custos. As instituições utilizam-se dos dados de custos como instrumentos de avaliação, controle e tomada de decisão. E ainda podemos afirmar que, diante de ambientes competitivos e de forte elevação dos custos como no segmento saúde, a necessidade de ferramentas gerenciais é imprescindível, e um sistema de custos bem estruturado assume papel fundamental nesse cenário, não só para conhecer o custo dos serviços, mas também para servir de instrumento gerencial disseminando a informação a todos os gestores e delegando responsabilidade no gerenciamento e análise a cada um. São diversas as informações gerenciais propiciadas pelos dados de custos: resultados operacionais desdobrados de diversas maneiras (paciente, cliente, serviços etc.), ajuda muito em análises sobre decisões de investimentos, no cálculo e custo da capacidade ociosa, enfim são inquestionáveis as informações geradas por um bom sistema de custos.

Gestão orçamentária – o orçamento é um instrumento imprescindível à administração, útil à direção e controle das atividades da organização. Mesmo que os valores apresentem sérias dificuldades de estimativas e, em razão disso, venham provocar divergências em relação às cifras reais, o orçamento proporciona a cooperação entre direção, gerência e chefes de departamento, implicando a comunicação dos planos por toda a organização.

Gestão Contábil

Histórico

As primeiras notícias sobre contabilidade se originam desde o momento em que o homem iniciou o processo mercantilista. Há indícios que os egípcios contabilizavam os negócios efetuados pelo governo de seu país no ano 2000 a.C. Mas a sistematização da contabilidade formou-se por volta do século XV, época em que se desenvolvia o período mercantilista. Nessa época iniciou-se a necessidade do registro e controle das operações comerciais, em especial para controle do patrimônio de posse da igreja na Idade Média, instituição detentora de muitos bens nessa época. Foi quando o Frade Luca Pacciolo desenvolveu o método conhecido como: "o método das partidas dobradas", aperfeiçoado e ajustado para os dias atuais e muito utilizado até hoje no mundo todo. Atualmente conhecido como Contabilidade Geral ou Financeira.

Até a revolução industrial (século XVII), a contabilidade financeira atendia as necessidades das empresas comerciais. Com o advento das indústrias, a necessidade de informações e controle tornou-se mais complexa. Surge então a necessidade de atribuir valor aos estoques de produtos elaborados e o custo do produto passou a absorver todos os insumos necessários a sua produção. Surge então a Contabilidade de Custos.

Introdução

Os gestores de hospitais e clínicas médicas, na sua maioria, não demonstram interesse em relação ao exercício da contabilidade. Ao se comentar que essa área tem condições de gerar instrumentos de informações à administração, as condições presentes são bastante claras, poucas instituições oferecem uma dinâmica satisfatória de informações originadas da área contábil. A atual realidade a respeito do exercício da contabilidade em hospitais e clínicas não representa um nível de informações minimamente desejáveis. O que está havendo é uma distorção de princípios e orientações pertinentes à área, muitas vezes devido à falta de conhecimento do gestor da instituição e acomodação do profissional contábil.

Informações contábeis

A contabilidade consiste de uma metodologia, uma ciência, desenvolvida com enfoque no controle patrimonial das entidades. É constituída como uma das fontes de informações na empresa e responsável pela captação, registro e interpretação dos fenômenos que afetam o patrimônio da empresa.

A contabilidade caracteriza-se também como importante instrumento que auxilia a administração para a tomada de decisão, portanto torna-se primordial a qualidade dos dados apresentados, e a confiabilidade das informações contábeis pode ser vital para o sucesso ou fracasso do negócio.

O propósito básico da informação contábil concentra-se nos controles e no planejamento. A área contábil de posse dos dados transacionais da instituição reúne todas as condições para se tornar uma base de dados rica em informações úteis para a administração com direcionamento ao processo de avaliação do desempenho, controle e tomada de decisões.

Os demonstrativos financeiros, por sua vez, respondem às necessidades de fontes externas interessadas em conhecer o desempenho da instituição.

Demonstrações financeiras e relatórios contábeis

A contabilidade apresenta aos usuários externos os demonstrativos financeiros conforme regras designadas, dependendo do tipo de sociedade que a entidade se enquadra, por exemplo:

As sociedades anônimas de capital aberto (empresas que transacionam ações na bolsa de valores) seguem as regras da lei das sociedades por ações, e pelo menos uma vez por ano são obrigadas a publicar em dois jornais as seguintes demonstrações financeiras:

- Balanço patrimonial.
- Demonstração de resultado do exercício.
- Demonstração das origens e aplicações dos recursos.
- Demonstração das mutações do patrimônio líquido.
- Notas explicativas.

Outro aspecto a ser destacado refere-se a normas expedidas pela CVM (Comissão de Valores Mobiliários)*, que exige que as demonstrações sejam auditadas por auditores independentes. As sociedades por quotas de responsabilidade limitada devem seguir as regras estruturais da lei das S/A, todavia, não são obrigadas a publicar seus demonstrativos, somente deverão apresentar ao imposto de renda o balanço patrimonial, a demonstração de resultados do exercício e a demonstração de lucros e prejuízos acumulados.

Algumas instituições seguem normas e procedimentos contábeis definidos pelo próprio estatuto da empresa. Outras estão sujeitas a regras específicas ao seguimento em que estão inseridas. As operadoras de planos de saúde, por exemplo, devem publicar suas demonstrações financeiras em jornais de grande circulação, conforme definição da Agência Nacional de Saúde (ANS). Assim como instituições filantrópicas, cooperativas, possuem normatizações inerentes ao tipo de sociedade em que se enquadram.

Balanço patrimonial

O balanço patrimonial representa a situação patrimonial estática da entidade em determinado momento, normalmente no encerramento do ano civil, ou seja, em 31 de dezembro de cada ano. Muitos autores designam que o balanço é uma "fotografia" da situação patrimonial financeira da empresa, naquele instante.

O balanço patrimonial é preparado sob a orientação de procedimentos específicos, seguindo as regras dos princípios contábeis, e também de acordo com a Lei das Sociedades Anônimas.

---

*Órgão responsável pela fiscalização, normatização, análise e disciplina do mercado de ações, composta por um presidente e quatro diretores nomeados pelo Presidente da República.

Contas do balanço

Para facilitar a leitura do balanço patrimonial, as contas seguem um padrão para serem apresentadas. São agrupadas de acordo com suas características e relacionadas de acordo com o grau de liquidez, iniciando com os itens de maior facilidade para a realização (transformação em dinheiro) e seguindo de forma decrescente até os itens de difícil liquidação.

a) **Ativo**

Compreende a descrição dos bens e direitos de uma empresa, expresso monetariamente e discriminado do lado esquerdo do balanço e representa benefícios presentes ou futuros para a instituição. No ativo estão relacionadas todas as aplicações de recursos efetuadas pela entidade.

O ativo é subdividido em três grandes grupos:
- Circulante.
- Realizável em longo prazo.
- Permanente.

b) **Passivo**

São as obrigações que a empresa tem com terceiros e as reivindicações que os credores exigirão contra a empresa. No momento do vencimento da dívida, será cobrada sua liquidação, então podemos deduzir que o passivo se caracteriza como a fonte de financiamento da empresa.

As obrigações exigidas por terceiros também são conhecidas como capital de terceiros.

O passivo igualmente ao ativo também são subdivididos em dois grandes grupos:
- Passivo circulante.
- Exigível em longo prazo.

Demonstração de resultados

A demonstração de resultados do exercício evidencia o saldo relativo entre a confrontação das receitas, subtraindo os custos e despesas em determinado período (exercício social), e o valor alcançado dessa confrontação denota o resultado acumulado pela empresa (lucro ou prejuízo). A demonstração de resultados relata o desempenho da atividade da instituição. Resume os dados da receita, despesa e lucro (Tabela 8.1).

Tabela 8.1 – Demonstração de resultados.

Descrição	Valores
Receita bruta dos serviços	350.000,00
(–) Deduções (glosas)	(48.000,00)
Receita líquida de serviços	302.000,00
(–) Custo dos serviços prestados	(230.000,00)
Lucro bruto	72.000,00
(±) Despesas e receitas operacionais	
Despesas administrativas e comerciais	(40.000,00)
Despesas financeiras	(8.000,00)
Receitas financeiras	12.000,00
Lucro operacional	36.000,00
(±) Receitas (despesas) não operacionais	(2.000,00)
Lucro líquido antes do imposto de renda	34.000,00
(–) Provisão para imposto de renda/contribuição social	(5.100,00)
Lucro líquido	28.900,00

A apuração da demonstração de resultados é realizada anualmente por exigência da lei, porém, para análises internas, normalmente é elaborada em períodos mensais, possibilitando maior dinâmica na avaliação da gestão das operações da empresa.

Gestão Financeira

Administração financeira de curto prazo

A administração financeira de curto prazo significa a administração dos ativos circulantes, ou seja, disponível, contas a receber e estoques.

A administração desses ativos é extremamente importante, pois são eles que garantem as atividades operacionais de qualquer empresa.

Administração do caixa

O caixa representa os ativos disponíveis na empresa, ou seja, os recursos financeiros à disposição para utilização. Dessa forma, na administração do caixa, utilizam-se a previsão de caixa e o fluxo de caixa, que é uma ferramenta básica do planejamento financeiro de curto prazo.

A previsão do caixa permite à empresa prever suas necessidades de caixa em curto prazo, geralmente no período de um ano, subdividido em intervalos mensais, semanais ou diários. Com a utilização dessa ferramenta, a empresa poderá analisar antecipadamente quais são os períodos em que haverá falta ou excesso de caixa e, dessa forma, também antecipar as análises das alternativas para a cobertura das faltas ou as alternativas para a aplicação dos excessos.

Elaboração do fluxo de caixa

Na elaboração do fluxo de caixa, consideram-se os seguintes itens:

Recebimentos – valores que a empresa irá receber em função da prestação de serviços, recebimentos de empréstimos, venda de ativos, entre outros. Vale ressaltar que o período do recebimento refere-se à entrada efetiva dos recursos financeiros, não importando quando houve a venda (prestação do serviço) ou o fato gerador do recebimento.

Para exemplificar, consideremos um paciente atendido em 10 de janeiro com vencimento em 10 de fevereiro. A data a ser considerada no fluxo de caixa será 10 de fevereiro, é nesse dia que a empresa poderá contar com esse recurso.

Pagamentos – valores que a empresa irá desembolsar devido a compras de produtos ou serviços.

Da mesma maneira que os recebimentos, o que importa é a data efetiva do pagamento, não se considerando a data da compra ou do consumo do insumo.

Consideremos uma compra de estoques no dia 10 de março para pagamento em 60 dias. No fluxo de caixa, esse pagamento será considerado no dia 10 de maio.

Como pagamento, podemos destacar os seguintes itens: pagamento de fornecedores, salários, impostos, juros etc.

Saldo anterior de caixa – saldo do período anterior (mês/semana/dia) que será utilizado no período.

Saldo final de caixa – saldo do caixa no período após as entradas, as saídas e a utilização do saldo anterior de caixa.

Acha-se o saldo final de caixa subtraindo-se os pagamentos dos recebimentos de cada período. Somando-se o saldo anterior de caixa pode-se chegar no saldo final de caixa para o período (mês/semana/dia).

Esse saldo poderá ser negativo, representando o montante que deverá ser financiado, ou positivo, representando o excedente de caixa que deverá ser aplicado em investimentos de curto prazo.

Importância da manutenção de saldos de caixa

A necessidade de manter o saldo de caixa positivo decorre de diversos fatores que podem propiciar diversos benefícios para as finanças da empresa, como aproveitar as oportunidades de investimentos, a obtenção de descontos em compras e/ou como margem de segurança ou reserva financeira, e ainda para realizar as atividades normais de desembolso e recebimento associadas às operações cotidianas da empresa que, com saldos negativos, poderiam causar diversos problemas.

Utilização do fluxo de caixa

A utilização do fluxo de caixa como ferramenta para a administração de curto prazo é fundamental para uma gestão financeira adequada da empresa. O fluxo de caixa também poderá ser utilizado para análise e comportamento dos itens que o compõem, possibilitando decisões antecipadas antes que venham ocorrer imprevistos que serão expostos na previsão do caixa. Como: programar ingressos e desembolsos de caixa, visão antecipada das necessidades e sobras de recursos, planejamento de desembolsos de acordo com as disponibilidades, fixação do nível de caixa em termos de capital de giro, entre outros (Tabela 8.2).

Tabela 8.2 – Exemplo de fluxo de caixa.

Dias	01	02	03	04	05
Saldo anterior	37,00	48,20	55,00	7,60	9,75
Entrada					
Operadora Boa Vida	10,00			2,30	
Operadora Plano S	32,00	20,00	23,00	8,50	3,20
Aluguéis	2,00	2,00	2,30	1,50	0,80
Receitas/diversos	1,00			2,30	
Total	45,00	22,00	25,30	14,60	4,00
Pagamento					
Fornecedores	23,00	10,00	15,00	8,00	5,00
Salários/férias			32,00		3,20
Imposto	8,50		18,00		5,60
Contas a pagar	2,00	3,50	5,00	4,20	1,30
Despesas bancárias	0,30	0,50	0,20	0,25	
Seguros		1,20			
Amortização de dívidas					5,00
Compras de imobilizados			2,50		
Total	33,80	15,20	72,70	12,45	20,10
Saldo	48,20	55,00	7,60	9,75	(6,35)

Gestão de Custos

Introdução

Diante da grande evolução da medicina nas últimas décadas, impulsionada pela incorporação de novas tecnologias, tanto de equipamentos como de drogas, teve como consequência aumento na sobrevida do cidadão, todavia, causando forte impacto nos custos da saúde.

São inegáveis os benefícios trazidos por essas tecnologias: cirurgias menos invasivas, diversos tipos de transplantes, diagnósticos precoces possibilitando a cura de diversas doenças antes consideradas incuráveis, mas todas essas novidades elevaram os custos da saúde de forma exponencial.

Os impactos da tecnologia citados acima, agregados à forte concorrência existente no segmento saúde, não deixam muitas escolhas, ou as instituições passam a ser geridas de forma profissional ou dificilmente sobreviverão nesse ambiente que exige competência e dinamismo, alicerçados em um sistema de informações ágil e confiável.

Gestão de custos no setor saúde

São diversas as aplicações de um sistema de custos nas instituições de saúde: formação de preço, negociação, avaliação de projetos de investimento, planejamento das atividades, entre outras, nas quais destacamos:

- Valorização dos serviços prestados
  Um dos principais objetivos de uma metodologia de custeio consiste em agrupar os gastos incorridos para a prestação de um determinado serviço, valorizar cada recurso utilizado (mão de obra, materiais, depreciação etc.) e definir com clareza o custo do serviço prestado.

- Controle
  Outra importante função da gestão de custos concentra-se no controle e gerenciamento: por meio de comparativos mensais dos custos incorridos, que possibilitam ao gestor conhecer as oscilações de custos e avaliar o desempenho do setor, além de proporcionar o conhecimento pleno da unidade sob sua responsabilidade, pois, além de gerenciar a operação, o gestor agrega o gerenciamento dos custos incorridos para o desenvolvimento das atividades.

- Tomada de decisão
  São de fundamental importância os dados gerados pelo sistema de custos nos processos decisórios da instituição, desde os mais simples, como produzir determinado serviço ou terceirizar, eliminar um serviço deficitário ou mantê-lo sob

certas condições, até decisões estratégicas de rompimento de negociações com clientes deficitários, ou avaliações de investimentos em alta tecnologia, ampliações etc.

Conceitos e terminologia

Alguns conceitos e nomenclaturas utilizados na área financeira devem ser esclarecidos a fim de propiciar ao gestor uma informação de custos com clara definição do seu objetivo e utilização.

Custos

Bens ou serviços consumidos na produção de outros bens ou serviços.

Utilização de materiais, medicamentos, depreciação, mão de obra para a produção de diárias, taxas, procedimentos.

Despesas

Consumo de recursos fora do processo produtivo, insumos normalmente utilizados nas funções administrativas, não tendo participação nas atividades de atendimento ao paciente.

Perda

Insumos utilizados de forma inadequada (medicamentos vencidos, frascos quebrados, instrumentais cirúrgicos oxidados etc.).

Classificação dos custos

Custos diretos

São os custos incorridos e claramente identificáveis com um centro de custo (departamento) ou serviço. O valor dos custos diretos é alocado ao centro de custo ou serviço sem a necessidade de nenhuma forma de rateio.

Custos indiretos

Os custos indiretos, por sua vez, correspondem aos custos incorridos, porém, não se sabe ao certo o valor destinado a cada centro de custo, a distribuição dos custos normalmente é feita por meio de critérios de rateio.

Comportamento dos custos

Custos fixos

São os custos representados pela infraestrutura, que não têm relação com a quantidade produzida, ou seja, não sofrem alterações com o volume de produção.

Custos variáveis

Os custos variáveis estão intimamente ligados ao volume de produção, variam de acordo com a produção, quanto maior a produção, maior o custo variável e vice-versa.

Mistos

São os custos que possuem uma parcela fixa e outra variável. Podemos citar como exemplo a energia elétrica: que uma parcela faz parte da estrutura do hospital e é caracterizada como fixa, porém quando ligamos equipamentos para o atendimento do paciente caracteriza-se como uma fração variável do custo da energia.

É importante também observar que os custos possuem sempre pelo menos duas classificações, podem ser: fixo e indireto, variável e indireto, fixo e direto, variável e direto ou semivariável e direto, entre outras.

Sistema de apuração de custos

Conceito de sistema

Podemos definir sistema como o conjunto de etapas coordenadas entre si, para formar o todo. Com essa definição concluímos que sistema de custos é uma metodologia que coleta, processa, interpreta e analisa dados para a obtenção de informações de custos dos serviços ou produtos. Ainda, segundo Martins[1], "sistema não é somente um conjunto de normas, fluxos, papéis, rotinas. Para ele, o sucesso do sistema está diretamente ligado ao pessoal que o alimenta e o faz funcionar".

Metodologias de custeio

A metodologia de custeio a ser implantada vai depender da decisão do hospital em definir qual é o objetivo esperado. Sistema de custos pode gerar diferentes informações, dependendo da metodologia utilizada. Segundo diversos autores estudiosos da área, poderíamos classificá-lo da seguinte forma: o custeio por absorção é o mais recomendado para a formação de preço e o único aceito pelos princípios contábeis, já o custeio variável é o mais indicado para o desenvolvimento de informações nos processos decisórios, enquanto o ABC (*activity based costing*) destaca-se por propiciar uma visão detalhada dos processos.

De acordo com Matos[2], "as diferentes abordagens – custeio por absorção, custeio direto e custeio baseado em atividades – não têm características mutuamente excludentes, ou seja, é possível a adoção simultânea das alternativas, cada uma com um conjunto de informações específicas das funções de controle e planejamento das operações de uma empresa hospitalar".

É de extrema relevância destacar que, independente da metodologia, o sucesso de um sistema depende da coleta de informações. É desejável iniciá-la com rotinas simples e dados de fácil obtenção e, com a evolução dos trabalhos, por meio de treinamentos e prática, gradativamente a coleta pode ser aperfeiçoada.

Custeio por absorção

Consiste na apropriação (absorção) de todos os custos de produção aos bens ou serviços realizados, sejam esses custos fixos, variáveis, diretos ou indiretos, sendo que os custos diretos são alocados diretamente, enquanto os custos indiretos são distribuídos aos produtos por meio de rateios.

Custeio por absorção pleno ou RKW
(Reichskuratorium Für Wirtscchaftlichtkeit)

Muito utilizado no segmento hospitalar, consiste em uma adaptação do custeio por absorção que estende o cálculo dos custos para a totalidade dos insumos utilizados, independente da classificação de custos ou despesas, ou seja, mesmo os custos administrativos são rateados aos serviços. O custeio por absorção possui uma característica que reside no fato de a apuração do custo médio do período, dividido pela produção do período, alcançar o custo médio de produção e, dessa forma, o custo unitário está intimamente ligado à produção e oscila conforme o volume produzido.

Custeio variável ou direto

Somente são apropriados ao custo dos serviços ou produtos os gastos claramente relacionados com o objeto de custo e que variam na mesma proporção do volume de produção, sejam eles diretos ou indiretos. Os custos fixos não são rateados aos serviços ou produtos, eles são tratados como despesas do período e considerados na demonstração de resultados do exercício.

Uma das mais importantes contribuições do método de custeio variável concentra-se na conceituação da margem de contribuição e ponto de equilíbrio, informações de extrema relevância nos processos de tomada de decisão da instituição.

Custeio baseado em atividades (ABC – *activity based costing*)

Destaca-se como a metodologia mais recente de apuração de custos, surgiu como um instrumento de apoio à tomada de decisão, em tempos de globalização e forte concorrência, o método parte da premissa que os produtos e serviços usam atividades (comprar materiais e medicamentos, transportar o paciente, faturar a conta hospitalar etc.) e essas, por sua vez, utilizam recursos (mão de obra, materiais, energia elétrica etc.).

A metodologia de custeio ABC tem como premissa a identificação e o custeamento das atividades conforme sua natureza, ou seja:

- Atividades que agregam valor.
- Atividades que não agregam valor e podem ser eliminadas.
- Atividades que não agregam valor e podem ser eliminadas se outra atividade ou processo for alterado.
- Atividades que não agregam valor e não podem ser eliminadas.

Essa metodologia de custeio identifica todas as fases da prestação dos serviços proporcionando ao gestor o conhecimento do custo de cada detalhe do tratamento, inclusive o custo das atividades não utilizadas (ociosidade), contribuindo, dessa forma, para a avaliação dos processos envolvidos no atendimento do paciente.

Etapas da implantação da gestão de custos

Coleta de dados

- A coleta de dados é a principal fase de todo o processo de apuração dos custos. Normalmente, os sistemas de custos re-

colhem informações de diversos pontos, processam e geram os relatórios. A qualidade dos dados coletados caracteriza-se como uma das principais etapas de todo o processo de custeio. Nesse sentido, é fundamental destacar que a coleta de informações depende de pessoas, e se essas não colaborarem dificilmente o sistema atingirá seu objetivo.
- Todo o processo de coleta de dados deve ser minuciosamente detalhado desenvolvendo-se um trabalho de planejamento e seleção dos dados de forma consistente e objetiva. Após os dados estarem definidos e as pessoas envolvidas, treinadas e conscientizadas da importância da geração deles, uma metodologia de busca das informações deve ser implantada, normalmente com a adição de relatórios padronizados, com datas de entrega pré-definidas, e posteriormente devem ser regularmente avaliados para a validação efetiva da informação.
- Outros fatores de extrema importância: necessidade do apoio da direção da empresa e conscientização das pessoas de que os controles são necessários. O pessoal envolvido no processo deve estar consciente que o principal objetivo do trabalho é o gerenciamento adequado da organização que necessita de controles para a aplicação efetiva do sistema.
- É importante destacar que o sistema de custos não cria nenhuma informação, ele depende totalmente das informações obtidas nos diversos setores, por isso, a relevância colocada para o processo de coleta de informações.

Processamento
- Atualmente, com a tecnologia de informação totalmente inserida no dia a dia de uma organização, o processamento torna-se a etapa mais simples de toda a metodologia implantada. Existem sistemas integrados ou não que, sendo alimentados com informações de qualidade, desenvolvem todos os cálculos e rateios previamente programados e parametrizados. Nessa fase, cabe ao profissional de custos analisar e interpretar os dados, gerando informações lapidadas para a tomada de decisões e gerenciamento em todos os níveis da instituição.

Relatórios
- Cabe ao profissional de custos interpretar e lapidar a informação, todavia, cabe ao gestor da área (responsável pelo centro de custo) a análise e o gerenciamento dos custos, pois só o gestor tem condições de avaliar o desempenho do setor e adequação dos custos de acordo com parâmetros e perfis definidos e, dessa forma, ter instrumentos confiáveis para o planejamento e a tomada de decisão.
- Para que um sistema de custos funcione em sua plenitude, subentende-se que as informações na forma de relatórios de custos serão disseminadas a todos os níveis da organização com envolvimento e participação de todas as áreas.
- Os gestores devem ser treinados na leitura e interpretação dos relatórios de forma gradativa e perene. O profissional de custos deve envolver-se ativamente com os usuários no processo inicial (coleta de dados) e na conclusão por meio dos relatórios gerenciais. O relacionamento entre o usuário e o pessoal de custos gera um treinamento de ambas as partes. A área de custos transmite ao usuário qual a melhor forma para utilizar bem a informação recebida, além de passar noções de custos e técnicas de análise. Por sua vez, o usuário retribui a área de custos com informações sobre o processo produtivo do setor. Esse relacionamento entre as partes deve ser constante para o aperfeiçoamento permanente do sistema, gerando informações de qualidade e envolvendo o usuário no sistema (Figura 8.1).

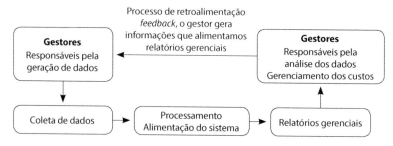

Figura 8.1 – Ciclo do envolvimento do gestor – coleta e análise.

Implementação do processo

A gestão dos custos em instituições de saúde compreende absoluta necessidade. Os novos mecanismos de remuneração dos serviços, a competitividade e os altos custos do setor exigem nova postura do gestor da instituição, caracterizada pelo alcance de melhores níveis de produtividade e de eficácia na atividade operacional.

Diante de um cenário de transição que passa o setor saúde, com custos crescentes, margens cada vez menores e necessidade de investimentos em alta tecnologia, para continuar competindo, a instituição não pode abstrair-se de controles das atividades operacionais, por meio de rigorosos instrumentos de aferição de resultados e avaliação do desempenho.

Informação de custos

Preferencialmente, o sistema deve ser desenvolvido de forma a preencher diferentes necessidades internas no gerenciamento e controle de custos e apoiar nos processos decisórios. O qual podemos resumir no conforme as informações abaixo:

Custo departamental

A apuração do custo dos departamentos (centros de custos) independente da natureza produtiva, de apoio ou administrativa, valorização dos insumos utilizados em toda a estrutura hospitalar, segregando os setores distintos e permitindo que todos os níveis de responsabilidade exerçam gestão efetiva dos custos sob sua competência e responsabilidade.

Apropriação de custos por centro de custos

Essa orientação compreende o cálculo do custo dos serviços relacionados à atividade produtiva, ou seja, com a absorção dos centros de custos auxiliares e administrativos aos centros produtivos propiciando o alcance dos custos dos serviços sob a unidade de diárias, taxa de sala, exame, entre outros.

Custo de procedimentos

Determinação do custo dos procedimentos realizados no hospital. Importante instrumento de verificação da eficácia dos recursos utilizados na consecução dos tratamentos.

Departamentalização – centros de custos

Normalmente, os hospitais já possuem uma estrutura organizacional distribuída em departamentos, setores, divisões etc. Para o desenvolvimento da metodologia de apuração de custos utilizamos o termo departamentalização, que se refere a uma unidade operacional. Nessa unidade normalmente ocorrem os custos com mão de obra, materiais, depreciação etc. para prestar serviços de forma homogênea. A partir de agora passaremos a chamar esse departamento ou unidade operacional de "centro de custo".

Classificação dos centros de custos:

Produtivos – correspondem aos centros de custos diretamente envolvidos no processo produtivo e normalmente são os responsáveis pela geração da receita.

Auxiliares – os centros de custos auxiliares caracterizam-se por ter como objetivo dar apoio aos centros de custos produtivos.

Administrativos – classificam-se nessa categoria os centros de custos de natureza administrativa, são departamentos que não possuem envolvimento direto com a prestação de serviço final.

Estruturação

Regularmente, para apuração dos custos hospitalares, é comum a utilização de um *mix* das metodologias de custeio por absorção e custeio variável. O interesse dessa conveniência tem por objetivo apurar o custo dos serviços prestados, segregando por centros de custos, e posteriormente avançando para o custo dos serviços e custeio dos procedimentos médico-hospitalares.

O desenvolvimento da metodologia compreende as seguintes etapas:

Estruturação dos centros de custo

Classificação do hospital em centros de custos: produtivos, auxiliares e administrativos.

Classificação das contas (itens) de custos

Definida a estrutura dos centros de custo, passamos então a classificar o elenco das contas de custos, que devem refletir uma resenha de itens relevantes, gerenciais e simples, de modo que possa ser compreendido e utilizado na avaliação dos controles e no processo de tomada de decisão.

Recomenda-se que as contas utilizadas para a apuração do custo sejam semelhantes ao plano de contas, porém de forma resumida e objetiva, a fim de tornar-se de fácil assimilação para os usuários (Quadro 8.1).

Quadro 8.1 – Custos diretos, gerais e indiretos.

Custos diretos
  Pessoal
    Salários
    Encargos sociais
    Benefícios e outros custos
  Materiais
    Medicamentos
    Material médico e cirúrgico
    Gases medicinais
    Gêneros alimentícios
    Material escritório/impressos
    Material de limpeza
    Outros materiais

Custos gerais
  Serviços de terceiros
  Manutenção e conservação
  Depreciação
  Telefone

Custos indiretos
  Energia elétrica
  Água
  Telefone
  Manutenção e conservação

Rateio dos custos

A utilização da metodologia de custeio por absorção subentende-se a utilização de critérios de rateio, que são utilizados para a distribuição dos custos indiretos e também para a apropriação dos custos dos centros de custos auxiliares e administrativos, para os centros produtivos.

Rateio dos custos indiretos

Os custos indiretos são apropriados aos departamentos por meio de estimativas, critérios de rateio. Cabe ao gestor de custos avaliar qual o melhor critério de rateio, sempre levando em consideração o "bom senso" e procurar sempre distribuir os custos da forma mais justa possível, considerando também o custo-benefício na obtenção da informação para definir o critério (Quadro 8.2).

Quadro 8.2 – Custo indireto e critério de rateio.

Custo indireto	Critério de rateio
Energia elétrica	Análise do consumo por centro de custo
Água	Análise do consumo por centro de custo
Telefone	Número de ramais
Depreciação (predial)	Área física (m²)

Rateio dos custos interdepartamentais (auxiliares e administrativos)

Nas etapas anteriores, os custos diretos foram apropriados aos respectivos centros de custos, e os indiretos, distribuídos com base nos critérios de rateio definidos. Dessa forma, alcançamos o custo de cada um dos centros de custos do hospital, composto por: custos com pessoal, materiais, gerais e indiretos. Considerando que os centros de custos auxiliares e administrativos prestam serviços aos centros produtivos, então nessa etapa os centros de custos auxiliares e administrativos passam a distribuir seus custos aos respectivos centros de custos, conforme os critérios de rateios analisados e definidos para cada setor.

Esses critérios de rateio sempre procuram evidenciar o trabalho gerado pelo centro de custo auxiliar ou administrativo para atender o outro centro de custo (Quadro 8.3).

Quadro 8.3 – Centro de custo e critério de rateio.

Centro de custo	Critério de rateio
Lavanderia	Quilos de roupa por centro de custo
Manutenção	Horas de manutenção por centro de custo
Departamento pessoal	Número de funcionários por centro de custo

Relatórios de coleta de dados

Conforme mencionado anteriormente, a coleta de dados desponta-se como uma das mais importantes etapas no processo de apuração de custos. Após a definição da estrutura de centros de custos, da classificação dos custos e dos critérios de rateio, os centros de custos envolvidos na coleta de dados devem ser treinados para a geração de informações. É recomendável a adoção de uma rotina para a entrega dos relatórios de coleta de dados.

Diversos setores do hospital normalmente participam dessa etapa, coletando informações pertinentes a sua área de atuação.

Cálculo dos custos totais e unitários

Após a apropriação dos custos diretos, rateio dos custos indiretos, alocação dos centros auxiliares e administrativos aos centros produtivos, chegamos ao custo total por centro de custo, que dividido pela produção se alcança o custo unitário por serviço realizado.

Cálculo do custo dos procedimentos médico-hospitalares

Nessa etapa, o enfoque principal dos custos passa a ser o custo do produto (serviço prestado). A apuração do custo do procedimento representa uma das informações mais significativas e imprescindíveis no processo de gestão das atividades operacionais de uma instituição de saúde. O processo de produção de um procedimento corresponde à composição de diferentes insumos no atendimento dos pacientes, integrando os custos sob diferentes origens departamentais (centros de custos) do hospital.

Os pacientes utilizam-se dos serviços produzidos em diversas áreas (fluxo de produção) do hospital. É notória a necessidade de se dispor dos custos de produção dos serviços em cada um dos centros de custos por onde transita o paciente, ou seja, o custo da diária hospitalar, da hora de utilização do centro cirúrgico, do exame realizado.

A análise do custo por procedimento propicia à instituição elementos de avaliação do desempenho, compreendendo a eficiência na utilização dos recursos (conduta médica) e os correspondentes custos incorridos (Tabela 8.3).

Tabela 8.3 – Custo por procedimento.

Descrição	Unidade medida	Quantidade utilizada	Custo unitário	Custo total
Diárias				
Unidade de internação	Diária	3,00	146,40	439,19
Taxa de sala				
Centro cirúrgico	Hora	1,50	98,13	147,19
Serviços diagnósticos				
Exame de laboratório C	Exame	2,00	9,95	19,91
Medicamentos				
Soro fisiológico a 5% 500ml	Frasco	3,00	5,00	15,00
Keflin 1mg	Ampola	1,00	20,00	20,00
Agarol	Frasco	26,00	0,50	13,00
Xylocaína a 5% 2ml	Ampola	2,00	10,00	20,00
Dipirona	Mililitros	30,00	0,05	1,50
Soro glicosado	Frasco	1,00	6,00	6,00
Material médico				
Agulha descartável 20 × 4	Unidade	5,00	0,50	2,50
Equipo de soro	Unidade	3,00	2,00	6,00
Micropore	Centímetro	100,00	0,10	10,00
Seringa 10ml	Unidade	3,00	5,00	15,00
Luva 7,5 Par 4,00 4,00 16,00				
Vicril 2,0	Unidade	1,00	5,00	5,00
Polivicril 3,0	Unidade	2,00	7,00	14,00
Total				**750,29**

Análises gerenciais

Ponto de equilíbrio

Os hospitais não podem mais se dar ao privilégio de tomar decisões sem o auxílio de informações precisas, confiáveis e úteis.

Nesse sentido, é importante a análise do comportamento (fixo e variável) dos custos em relação ao nível da atividade operacional.

O comportamento dos custos mediante o nível de ocupação proporciona uma visão clara das flutuações dos resultados diante das modificações do volume de atendimento. Com a classificação dos custos mencionada, costumam-se estudar os resultados para vários níveis de atividade, tendo como conceito importante o ponto de equilíbrio, ou seja, a determinação da quantidade em que o lucro é igual a zero.

Na figura 8.2 verificamos o custo fixo no montante de R$ 3.000,00 (três mil reais) e percebemos que, quando a produção alcança 500 unidades, a linha que representa o custo total (soma do custo fixo + variável) cruza com a linha na receita, quando essa atinge R$ 6.000,00 (seis mil reais). Portanto, conclui-se que na produção de 500 unidades a receita é exatamente igual aos custos totais, ou seja, o ponto de equilíbrio.

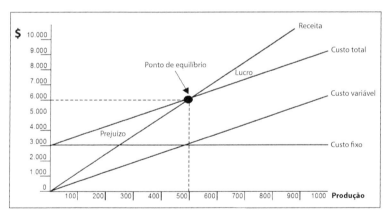

Figura 8.2 – Gráfico do ponto de equilíbrio.

É importante observar também que a empresa somente passará a obter lucro no momento que superar o ponto de equilíbrio.

Formulação algébrica do ponto de equilíbrio – assim, temos a determinação de uma fórmula que calcula a quantidade no ponto de equilíbrio:

$$Qpe = \frac{CF}{Pv - cvu}$$

CF = Custo fixo
pv = Preço de venda
cvu = Custo variável unitário
Qpe = Quantidade no ponto de equilíbrio

Margem de contribuição

A margem de contribuição é obtida pela da subtração dos custos variáveis da receita, ou a quanto sobra das vendas (receita) após a exclusão dos custos variáveis, ou ainda a diferença entre o preço de venda e o custo variável.

Podemos também definir a margem de contribuição para auferir quanto cada procedimento ou serviço contribui para a cobertura dos custos fixos e, após o ponto de equilíbrio, para a geração de lucro.

Formação do preço de venda

A metodologia de custeio por absorção compreende a apropriação de todos os custos e despesas incorridos na prestação dos serviços. Então, o cálculo do preço de venda torna-se bastante simples, ou seja, basta incluir os eventuais impostos relacionados à receita e ao lucro desejado.

Fórmula:

$$Pvu = \frac{CU}{1 - (\% \text{ imposto} + \% \text{ lucro})}$$

CU = Custo unitário
Pvu = Preço de venda unitário

$$Pvu = \frac{400}{1 - (0{,}05 + 0{,}12)} = \frac{400}{0{,}83} = 481{,}93$$

Gestão e Controle Orçamentário

Introdução

A gestão em saúde no ambiente político-econômico conturbado de nossos dias é bastante complexa e dosada de grau acentuado de instabilidade, agravado pelos altos custos do segmento. Todas as organizações têm que se adaptar às novas condições impostas pela presente conjuntura, em que a alocação dos recursos constitui em desafio cada vez mais sério, com queda dos resultados operacionais, custos cada vez maiores e fortes pressões relativas à manutenção dos preços dos produtos. Diante desse quadro, o orçamento representa um dispositivo de planejamento e controle que habilita a administração a antecipar mudanças e adaptar-se a elas.

Orçamento e função de planejamento

A maioria dos autores define o planejamento empresarial em uma visão de longo prazo, reunindo os objetivos básicos que norteiam o destino de uma organização. O interesse do planejamento é expressar a filosofia, a missão e os objetivos da administração. O processo de planejamento nasce com o planejamento estratégico que determina as diretrizes amplas e de longo prazo, a partir dos objetivos da alta administração. O orçamento traduz as estratégias traçadas em metas operacionais e quantitativas de curto prazo.

O orçamento consiste de um conjunto de relatórios que cobre todos os aspectos da empresa para determinado período. É sensível aos objetivos gerais da organização, setoriais e padrões de desempenho, os quais são inter-relacionados e se integram para constituir-se no plano operacional da empresa. Normalmente, é preparado para o prazo de um ano e por essa razão é comum se utilizar a expressão "orçamento anual".

Para a consecução do orçamento, há necessidade de alguns pré-requisitos, entre os quais (a) a estrutura organizacional bem definida, (b) um sistema contábil adequado, (c) dados estatísticos básicos e (d) um plano de orçamento formal.

A utilização do orçamento é extremamente útil ao processo administrativo. São inegáveis as seguintes vantagens:

a) dirigir as atividades de modo a atingir os objetivos da empresa;
b) antecipar os problemas antes de eles se tornarem agudos e poder tomar ações corretivas;
c) controlar custos;

d) melhorar a eficiência, a produtividade e eliminar desperdícios;
e) poupar o tempo dos administradores por meio do princípio da "administração por exceção".

Tipos de orçamento

Normalmente, a estrutura de orçamento é constituída por três categorias básicas: orçamento operacional, orçamento financeiro e orçamento de investimentos.

Orçamento operacional

No contexto do orçamento operacional, encontram-se as previsões relativas à atividade operacional da empresa. É a elaboração da previsão da receita e dos custos e despesas operacionais. Com o estabelecimento dos níveis de produção, custos e despesas para o ano seguinte, alcança-se a previsão do lucro esperado na atividade operacional. Um orçamento operacional normalmente é realizado para o período de um ano, porém, distribuído em segmentos com vistas a proporcionar acompanhamentos e controles com maior frequência.

Orçamento financeiro

O orçamento financeiro consiste do planejamento das atividades do caixa em curto prazo. O orçamento de caixa reúne os desempenhos da organização relativos ao fluxo de recursos financeiros, as entradas e saídas de caixa durante o período. O desempenho do orçamento de caixa está intimamente relacionado à administração do capital de giro, especialmente os prazos de fornecedores, períodos de estocagem e prazos aos clientes.

Orçamento de investimentos

Essa categoria de orçamentos tem o interesse no estudo e na projeção dos investimentos em ativos fixos da empresa. Os investimentos nessa área normalmente exigem soma vultuosa de recursos com uma extensão de prazo bastante acentuada. Essas razões determinam à administração cuidados com tais estudos, com vistas a definição da alternativa mais apropriada às necessidades da empresa e plenamente encaixados nas condições da organização.

A projeção dos dados financeiros e operacionais de uma decisão de investimento não pode ser ignorada, pois eles provocam efeitos tanto em âmbito do orçamento operacional, como no orçamento financeiro.

Além de se verificar o reflexo no orçamento da empresa, é imprescindível o estudo da decisão por meio de técnicas de investimento de capital. As técnicas de *pay-back*, "valor presente líquido" e "taxa interna de retorno" constituem os instrumentos básicos geralmente utilizados para o estudo de decisões dessa natureza.

Orçamento global

A elaboração dos orçamentos – operacional, financeiro e de investimentos –, em razão da sintonia, encadeamento e complementação que os caracterizam, alcança uma harmonia através da figura do orçamento global. A consolidação dos orçamentos proporciona a elaboração das demonstrações financeiras básicas, ou seja, a demonstração de resultados projetada e o balanço patrimonial projetado.

Controle orçamentário

O orçamento é parte do processo de controle da administração por meio do qual os gerentes asseguram que os recursos são obtidos e aplicados eficiente e efetivamente na execução dos objetivos da empresa. Os dados do orçamento servem de padrão para comparar os resultados reais das unidades da organização. Sem esse "ponto de referência" a administração não teria nada além do passado para medir os resultados do presente.

Para o desenvolvimento da função de controle é necessário sintonia perfeita entre os relatórios orçamentários e as informações contábeis e custos. Normalmente, a contabilidade constitui o banco de dados que oferece os subsídios para a efetivação do controle. "O orçamento funciona como padrão útil de aferição, mas é o sistema de relatórios o que fornece os dados sobre os resultados reais que deverão ser aferidos em relação ao padrão".

Entre os instrumentos de controle, é bastante comum a utilização da análise dos desvios orçamentários para apurar as divergências entre os valores orçados e reais.

Conclusões

As empresas não podem retardar a busca do aprimoramento das técnicas de gestão financeira, indiscutivelmente imprescindíveis à gestão empresarial de nossos dias. O orçamento é um recurso sistemático de estabelecimento de padrões de desempenho que auxilia a administração no alcance dos objetivos da empresa. É importante que a direção tenha consideração aos fatores humanos, não considerando o orçamento como uma ferramenta inanimada nas mãos dos administradores. O orçamento só terá amplo sucesso quando aceito pelos responsáveis de todas as unidades, revestidas de atitudes de compreensão, cooperação e desempenho consciencioso.

O orçamento, sabiamente administrado, formaliza as expectativas futuras e constitui um gabarito para o controle, promovendo a comunicação e coordenação entre os diversos segmentos da organização.

Deve ficar claro, entretanto, que o orçamento não pode ser um substituto de uma boa administração, como também não é capaz de corrigir os erros de uma administração incompetente.

Referências Bibliográficas

1. Martins E. Contabilidade de custos. 7ª ed. São Paulo: Atlas; 2000.
2. Matos Afonso J de. Gestão de custos hospitalares. 2ª ed. São Paulo: STS; 2003.

Bibliografia Consultada

Assaf Neto A. Estrutura e análise de balanços. 6ª ed. São Paulo: Atlas; 2001.
Beulke R, Bertó DJ. Gestão de custos e resultado na saúde. São Paulo: Saraiva; 1997.
Blatt A. Contabilidade – para quem não entende do assunto. São Paulo: Negócio Editora; 2000.
Bornia AC. Análise gerencial de custos. Porto Alegre: Bookman; 2002.
Ching HY. Manual de custos de instituições de Saúde. São Paulo: Atlas; 2001.
Cogan S. Activity-based costing (ABC). São Paulo: Pioneira; 1994.
Falk JA. Gestão de custos para hospitais. São Paulo: Atlas; 2001.
Gitman L. Princípios de administração financeira. São Paulo: Harbra; 1997.
Hoji M. Administração financeira. 2ª ed. São Paulo: Atlas; 2000.
Lora C. Gestão de custos. 2ª ed. Rio de Janeiro: Kichu: Fundação Getúlio Vargas; 2001.

Ludícibus S de, Marion JC. Curso de contabilidade para não contadores. 2ª ed. São Paulo: Atlas; 1999.

Matarazzo DC. Análise financeira de balanços. 5ª ed. São Paulo: Atlas; 1998.

Nakagawa M. ABC – custeio baseado em atividades. São Paulo: Atlas; 1994.

Nascimento JM do. Custos – planejamento, controle e gestão na economia globalizada. 2ª ed. São Paulo: Atlas; 2001.

Oliveira LM de, Perez JH Jr. Contabilidade de custos para não contadores. São Paulo: Atlas; 2000.

Scarpi MJ (Org). Gestão de clínicas médicas. São Paulo: Futura; 2004.

Vanderbeck EJ, Nagy CF. Contabilidade de custos. 11ª ed. São Paulo: Pioneira; 2001.

Welsh GA. Orçamento Empresarial, São Paulo: Atlas; 1995.

capítulo 9

Gestão de Contratos, Terceirização e Licitações Hospitalares

Adriano Maikel Santos Pereira
Valdir Ribeiro Borba

Gestão de Contratos

Importância dos contratos

O contrato, como instituto jurídico, muitas vezes é confundido com o próprio direito, haja vista a importância e a necessidade que os seres humanos possuem em celebrá-los diariamente, às vezes até sem nem perceber.

Seja ao comprarmos combustível para o veículo (compra e venda), estacioná-lo (prestação de serviços de guarda) ou até mesmo presentear um familiar querido (doação), é quase impossível concluirmos um único dia atualmente sem celebrar um contrato.

Segundo Orlando Gomes[1] nos ensina:

> "Superado o estágio primitivo da barbárie, em que os bens da vida eram apropriados pela força ou violência, e implantada a convivência pacífica em face dos

bens utilizáveis na sobrevivência e desenvolvimento do homem, o contrato se fez presente, de maneira intensa, nas relações intersubjetivas, como projeção natural da vontade e do consenso. E quanto mais se ampliaram os grupamentos civilizados e mais volumosos se tornaram os negócios de circulação de riquezas, mais constante e decisivo se mostrou o recurso ao contrato, em todos os níveis da sociedade.

Hoje, pode-se dizer que nenhum cidadão consegue sobreviver no meio social sem praticar diariamente uma série de contratos".

Dessa forma, é evidente que, por sequer percebermos que celebramos contratos no passo de nossas ações cotidianas diárias, dependentes são o indivíduo e, por consequência, a sociedade dos contratos.

É sempre importante esclarecer que o contrato prescinde, a princípio, de ser escrito ou oneroso, podendo ser celebrado com um simples ato ou fala, desde que verificada a *manifestação de vontade*[1] de ambas as partes.

Noções básicas e gerais

Os contratos são estudados pela disciplina "Direito Contratual, que, por sua vez, integra o Direito Civil, matéria didática do Direito. Quando o contrato for internacional, esse será estudado pelo Direito Internacional.

Ainda, o Direito se divide em Público e Privado. Enquanto o Direito Público está relacionado às matérias de interesse das pessoas jurídicas de Direito Público (União, Estados, Municípios etc.), com o Direito Constitucional ou o Direito Tributário, é no Direito Privado que nos deparamos com as matérias de interesse das pessoas físicas e jurídicas de direito privado, com o Direito Civil ou o Direito Empresarial.

É no Direito Civil que estudamos profundamente os contratos, seja pela disciplina Direito Contratual ou diversas áreas do Direito Civil, tais como Direito das Obrigações, Direito das Coisas, Direito de Família ou Direito das Sucessões.

Assim, podemos definir o contrato como um *negócio jurídico bilateral, ou plurilateral, que sujeita as partes* à *conduta idônea à satisfação dos interesses que regularam*[2].

Imperioso destacar que *parte* não se confunde com pessoas, uma vez que uma parte poderá representar mais de uma pessoa, como em contrato de locação por condomínio, que representa todos seus condôminos. Por sua vez, uma pessoa também poderá representar mais de uma parte, como em autocontratos.

Igualmente não se pode confundir contrato com instrumento, uma vez que este último nada mais é do que o meio pelo qual fora materializado o contrato. Ainda, o instrumento de contrato poderá ser escrito em papel, escritura pública, eletronicamente etc.

Os contratos podem ser celebrados sem formalização, denominados de contratos verbais, embora haja contratos que a lei prevê a formalização obrigatória, como, por exemplo, nos contratos de compra e venda de imóvel, que necessariamente deverão ser celebrados por escritura pública. A Agência Nacional de Saúde regulou a Resolução Normativa nº 363 de 11 de dezembro de 2014 que, entre outras condições, estabelece que o contrato de prestação de serviços de atenção à saúde deverá ser obrigatoriamente formalizado (escrito).

Condições

Os contratos devem superar algumas condições para sua validade, sejam elas relacionadas a seu objeto, sua forma ou suas partes.

São condições gerais de validade de um contrato serem as partes capazes (1), o objeto a ser contratado lícito (2) e a forma prescrita ou não proibida por lei (3). Ainda há uma condição específica a ser suprida, que é o acordo de vontades (4).

Princípios fundamentais

Um princípio é o fundamento de uma norma jurídica. Segundo Miguel Reale, "princípios são enunciações normativas de valor genérico que condicionam e orientam a compreensão do ordenamento jurídico, a aplicação e integração ou mesmo para a elaboração de novas normas"[1].

O Direito dos Contratos sustenta-se em seis princípios, sendo três clássicos (autonomia de vontade, consensualismo e força obrigatória) e três novos princípios (boa-fé, equilíbrio econômico e função social).

Autonomia de vontade

O princípio de autonomia de vontade representa, no Direito Contratual, a liberdade de contratar, a liberdade de estipular o contrato e a liberdade de determinar o conteúdo do contrato.

Relevante expor que a lei, em matéria contratual, possui, de regra, caráter supletivo ou subjetivo, aplicando-se em silêncio ou carência das vontades particulares[2].

Consensualismo

É suficiente para o perfeito contrato apenas o acordo de vontades. Pois, a princípio, não se exige formalismos e simbolismos, enfim, forma especial para atingir sua perfeição.

Todavia, em determinados casos, a lei exige, para a perfeição do contrato, além do acordo de vontades, a entrega imediata da coisa contratada, assim denominado de contratos reais. São exemplos de contratos reais o comodato e o depósito.

Força obrigatória

É a regra que, definidos os direitos e as obrigações legalmente, o contrato se faz lei entre as partes. Também designado pelo termo em latim *pacta sunt servanda*.

Há o conceito de que o contrato é intangível, referindo-se à irretratabilidade do acordo de vontades, inclusive impossibilitando a revisão pelo Poder Judiciário.

Boa-fé

As partes devem proceder, em um contrato, com honestidade, lealdade e confiança recíprocas.

Por tal motivo, no acordo de vontade deverá ser respeitada, sobretudo, a intenção em detrimento do sentido literal da linguagem, sendo esse, inclusive, um dos motivos que elevam a importância das testemunhas em um contrato.

Equilíbrio econômico

Esse princípio desempenha a função de limite ao princípio da força obrigatória, uma vez que, diante de circunstâncias excepcionais, não possíveis de serem aferidas há época da celebração do contrato, a parte que estiver sendo excessivamente onerada poderá recorrer ao Poder Judiciário para ter sua revisão.

Segundo Orlando Gomes[2]:

> "Quando acontecimentos extraordinários determinam radical alteração no estado de fato contemporâneo à celebração do contrato, acarretando consequências imprevisíveis, das quais decorre excessiva onerosidade no cumprimento da obrigação, o vínculo contratual pode ser resolvido ou, a requerimento do prejudicado, o juiz altera o conteúdo do contrato, restaurando o equilíbrio desfeito. Em síntese apertada: ocorrendo anormalidade da *alea* que todo contrato dependente de futuro encerra, pudesse operar sua resolução ou a redução das prestações."

Todavia, esse princípio deve ser exercido com extrema cautela, visto que sua aplicabilidade "somente pode afastar o princípio da força obrigatório do contrato em situações de extrema gravidade, que possam colocar o devedor em situação ruinosa que não previu, nem podia prever ao tempo da pactuação do negócio jurídico"[*2].

Função social

O princípio da função social é também um limitador, sobretudo do princípio da autonomia de vontade.

Isso porque o interesse social sobressai ao interesse particular, de tal forma que o interesse privado não pode causar prejuízos ao interesse social.

Elementos

Para a validade do contrato devem ser observados alguns elementos que podemos, nesse momento, separá-los em extrínsecos e intrínsecos.

Elementos extrínsecos

Os extrínsecos, também chamados de pressupostos, são aqueles que devem ser observados antes mesmo da avença. Sendo eles: partes capazes, objeto idôneo e legitimação, conforme Art. 104 do Código Civil.

Partes capazes

São capazes, de forma plena, aqueles com 18 (dezoito) anos de idade.

São absolutamente incapazes do exercício dos atos da vida civil os menores de 16 (dezesseis) anos, ou que, por enfermidade ou deficiência mental, não tiverem discernimento ou não puderem exprimir sua vontade. São relativamente incapazes os maiores de 16 (dezesseis anos) e menores de 18 (dezoito anos) ou que tenham, por deficiência mental, discernimento reduzido, desenvolvimento mental incompleto, bem como os pródigos, conforme artigo 3º do Código Civil.

Na prática, o contrato será nulo se celebrado por pessoa absolutamente incapaz e anulável se celebrado por pessoa relativamente incapaz, nos termos do artigos 166, I e 171, I do Código Civil.

Objeto idôneo

O contrato será nulo quando seu objeto for ilícito ou impossível, por isso, seu objeto deverá ser idôneo.

Importante destacar que licitude e possibilidade são características diferentes, mas que, todavia, devem existir de forma juntas. Isso porque o contrato poderá ser possível, mas o objeto ilícito (compra e venda de entorpecente, por exemplo). Nesse caso, o contrato não será válido, pois não supriu o pressuposto de idoneidade do objeto, acarretando sua nulidade.

Legitimação

A legitimação também é indispensável para a validade do contrato, pois a parte deverá, além de ser capaz, ter legitimidade para a prática do ato específico.

Elementos intrínsecos

Igualmente indispensável para a validade do contrato são os elementos intrínsecos: o consentimento, o objeto e a forma.

Consentimento

O contrato tem sua origem por dois atos ou manifestações de vontade, sendo uma delas a proposta e a outra a aceitação.

Assim, há o consentimento relacionado ao livre acordo de vontade de ambas as partes perante o negócio jurídico, bem como o consentimento equivalente à declaração de vontade individual de cada parte.

Pois, para a perfeita validade do contrato, o consentimento deverá ser espontâneo, livre e, sobretudo, consciente, pois anulável será o contrato que não preservar esse elemento, seja por erro, seja por dolo, coação, estado de perigo, lesão ou fraude contra credores.

Objeto

O objeto do contrato é "o conjunto dos atos que as partes se comprometeram a praticar, singularmente considerados"[2]. Logo, deverá ser lícito, possível e determinado.

Forma

Em regra, as partes possuem liberdade para celebrar o contrato da forma que lhe atender, inclusive poderá até ser verbal, caso a escrita não seja a mais adequada para o negócio jurídico a ser concretizado.

Todavia, em determinados negócios jurídicos, a lei exige a formalização para a validade do contrato, como, por exemplo, no contrato de compra e venda de imóvel, que necessariamente deverá ser celebrado por escritura pública.

Do ponto de vista prático, recomenda-se que todos os contratos sejam celebrados por escrito, com a assinatura de todas as partes envolvidas e testemunhas, além de ter suas firmas reconhecidas por tabelião. Se houver procurador, faz-se necessário anexar a procuração legitimando a parte.

Extinção dos contratos

Extinção está relacionada ao fim do contrato, que pode acontecer por várias circunstâncias, cumprindo ou não com o objeto previamente avençado.

A forma normal de extinção de um contrato se dá pelo cumprimento ou esgotamento da execução, provada por quitação.

Há outras formas de se extinguir o contrato, categorizadas como formas anormais, ou seja, decorrentes de causas supervenientes, anteriores ou contemporâneas à formação do contrato, que em regra ocorrem sem o cumprimento do objeto contratado.

O contrato, por exemplo, poderá sofrer de ineficácia, resultante de defeito na formação do contrato, que o torna nulo ou anulável, por isso a importância de conhecer os elementos essenciais para a celebração de um contrato.

O contrato também poderá conter condição de resolutividade do contrato ou cláusula de direito de arrependimento.

Já nas extinções por causas supervenientes à formação do contrato, podemos citar as involuntárias, as voluntárias e por onerosidade excessiva. Senão, vejamos:

Na resolução involuntária temos o elemento do caso fortuito ou força maior, que impede o cumprimento do objeto contrato, levando a sua extinção.

Na resolução voluntária temos o elemento da inadimplência espontânea como fator principal à extinção do contrato.

A onerosidade excessiva é um acontecimento extraordinário imprevisível, que altera severamente a situação econômica do contratante.

Também temos a resilição como forma de extinção do contrato, especificadamente quando há vontade de um ou de ambos os contratantes, desde que permitido por lei ou previsto em contrato.

Quando a resilição for bilateral temos o distrato, com a celebração de termo contratual com o objeto de extinguir o contrato anterior. Destaca-se que, caso o contrato original tenha sido formalizado por instrumento público, deverá o distrato também seguir tal forma.

Unilateralmente, também poderá ter a parte o direito potestativo da extinção, caso a lei ou o contrato assim permita. Nesse caso, a parte, por sua única vontade, declarará a extinção do contrato.

Quando há morte de um dos contratantes, especificadamente nos contratos personalíssimos, haverá a extinção por cessão do contrato.

E, também, temos a extinção por rescisão, quando houver a lesão de um dos contratantes.

Arbitragem

A arbitragem é uma modalidade de atividade jurisdicional, em que a solução dos conflitos existentes é resolvida por uma terceira pessoa, eleita pelas partes interessadas.

A sentença arbitral não precisa ser homologada pelo juiz, podendo somente versar sobre direitos disponíveis. Entretanto, o árbitro não poderá, mesmo que sentencie, executar a sentença.

O magistrado poderá executar ou, até mesmo, anular a sentença arbitral, mas não poderá revê-la.

As vantagens da modalidade de arbitragem estão na justiça estritamente confidencial, normalmente mais célere e barata, dependendo da situação em litígio.

Outra vantagem a ser elencada é a da escolha de julgadores experientes no assunto em litígio, visto que o magistrado nem sempre poderá ser um especialista para tratar assunto.

Linguagem contratual

O contrato, dependendo de sua complexidade, poderá conter várias linguagens. Inicialmente, poderá ser redigido em português ou em qualquer outro idioma. Também poderá ter rebuscada linguagem jurídica ou técnica, ou até mesmo econômica ou contábil, dependendo do objeto a ser contratado.

Por esse motivo, é importante que as pessoas que estejam relacionadas no processo de elaboração do contrato tenham conhecimento acerca da área a ser tratada.

Caso o contrato aborde temas amplos e complexos, é necessária a presença de uma equipe multidisciplinar para tratar da linguagem a ser adotada no contrato. Por exemplo, um advogado para tratar da linguagem jurídica, um contador para a linguagem contábil, um técnico para tratar da linguagem técnica específica.

Terceirização

Conceito

A terceirização pode ser conceituada como a transferência de determinadas atividades da empresa tomadora a outra, comumente empresas destinadas a prestar à contratante serviços determinados e específicos.

Com a inovação da Lei nº 13.429/2017, a terceirização passa a versar sobre atividades meio e fim da empresa.

Nesse fenômeno temos uma relação trilateral, em que haverá a presença do empregado, a empresa prestadora de serviços (empregador) e a empresa tomadora dos serviços.

O contrato de prestação de serviços, de natureza cível ou empresarial, é firmado entre a empresa tomadora dos serviços (contratante) e a empresa prestadora de serviços especializados.

Por sua vez, o funcionário firmará contrato de trabalho com a empresa prestadora de serviços especializados (vínculo empregatício), mas prestará serviços para a empresa tomadora dos serviços.

Segundo Sergio Pinto Martins[1]:

> "O objetivo principal da terceirização não é apenas a redução de custos, mas também trazer maior agilidade, flexibilidade e competitividade à empresa. Esta pretende com a terceirização a transformação de seus custos fixos em variáveis, possibilitando o melhor aproveitamento do processo produtivo, com a transferência de numerário para aplicação em tecnologia ou no seu desenvolvimento, e também em novos produtos".

Por isso, em atenção à dignidade da pessoa humana e da ordem social, preocupou o sistema jurídico de atribuir limites à terceirização.

Terceirização lícita

A doutrina e a jurisprudência dividem a terceirização em duas espécies: as lícitas e as ilícitas.

As terceirizações lícitas, embora legais, são exceções à regra, sobretudo ao modelo clássico celetista, com a contratação bilateral entre o empregado e o empregador.

Antes da Lei nº 13.429/2017, a terceirização lícita se regia pela Súmula nº 331 do Tribunal Superior do Trabalho – TST, que estabelecia as hipóteses possíveis para a terceirização, sendo elas o trabalho temporário, serviços de vigilância, atividades de conservação e limpeza e serviços especializados relativos à atividade-meio da empresa.

Cabe transcrever tal súmula:

Súmula no 331 do TST

Contrato de Prestação de Serviços. Legalidade (nova redação do item IV e inseridos os itens V e VI à redação) – Res. 174/2011, DEJT divulgado em 27, 30 e 31.05.2011.

I – A contratação de trabalhadores por empresa interposta é ilegal, formando-se o vínculo diretamente com o tomador dos serviços, salvo no caso de trabalho temporário (Lei nº 6.019, de 03.01.1974).

II – A contratação irregular de trabalhador, mediante empresa interposta, não gera vínculo de emprego com os órgãos da Administração Pública direta, indireta ou fundacional (art. 37, II, da CF/1988).

III – Não forma vínculo de emprego com o tomador a contratação de serviços de vigilância (Lei nº 7.102, de 20.06.1983) e de conservação e limpeza, bem como a de serviços especializados ligados à atividade-meio do tomador, desde que inexistente a pessoalidade e a subordinação direta.

IV – O inadimplemento das obrigações trabalhistas, por parte do empregador, implica a responsabilidade subsidiária do tomador dos serviços quanto àquelas obrigações, desde que haja participado da relação processual e conste também do título executivo judicial.

V – Os entes integrantes da Administração Pública direta e indireta respondem subsidiariamente, nas mesmas condições do item IV, caso evidenciada a sua conduta culposa no cumprimento das obrigações da Lei nº 8.666, de 21.06.1993, especialmente na fiscalização do cumprimento das obrigações contratuais e legais da prestadora de serviço como empregadora. A aludida responsabilidade não decorre de mero inadimplemento das obrigações trabalhistas assumidas pela empresa regularmente contratada.

VI – A responsabilidade subsidiária do tomador de serviços abrange todas as verbas decorrentes da condenação referentes ao período da prestação laboral.

Com a Lei nº 13.429/17, alteraram-se dispositivos da Lei nº 6.019/74, fazendo com que, o que antes se regia sobre o trabalho temporário, passou-se a reger sobre as relações de trabalho na empresa de trabalho temporário, na empresa de prestação de serviços e nas respectivas tomadoras de serviços e contratante (art. 1º da Lei nº 6.019/74).

Assim, a terceirização, que antes era regida por orientação da jurisprudência, em especial a Súmula nº 331 do TST, passou a ser normatizada pela mesma lei que dispõe do trabalho temporário, a Lei nº 6.019/74.

Conforme descreve a redação dada ao art. 4º A da Lei nº 6.019/74, a terceirização, quando na prestação de serviços, será a transferência feita pela contratante da execução de quaisquer de suas atividades, inclusive sua atividade principal, à pessoa jurídica de direito privado prestadora de serviços que possua capacidade econômica compatível com sua execução.

Importante esse dispositivo legal, pois enfatiza, além de outras definições, que a terceirização poderá ser feita em qualquer atividade da empresa, inclusive a principal, destacando a inovação legislativa que diverge do que preceituava a Súmula nº 331 do TST.

Como visto anteriormente, a Súmula nº 331 do TST somente admitia a terceirização de serviços de vigilância, de conservação, limpeza e de atividade-meio da empresa, desde que inexistente a pessoalidade à subordinação entre o empregado terceirizado e a empresa tomadora dos serviços, conforme item III da Súmula nº 331 do TST. Com a nova redação dada à Lei nº 6.019/74 pela Lei nº 13.429/17, a terceirização passa a ser possível em qualquer atividade da empresa.

Outro ponto que se destaca é que os serviços deverão ser determinados e específicos, ressaltando que a terceirização somente será admitida delimitando e especificando previamente os serviços, vedando, nessa análise, a terceirização de serviços genéricos.

Quanto à responsabilidade, temos definido a modalidade subsidiária da empresa tomadora de serviços quanto às obrigações trabalhistas do empregado terceirizado, assim como definia a Súmula nº 331 do TST.

Como se trata da responsabilidade subsidiária, a empresa tomadora de serviços somente responderá pelo passivo depois de verificada a ausência de bens suficientes da empresa prestadora de serviços.

Outro dispositivo já definido na Súmula nº 331 do TST é a da ausência de relação jurídica entre o empregado terceirizado e a empresa tomadora de serviços, inexistindo o vínculo de pessoalidade e subordinação entre eles, sob pena da ilicitude da terceirização e o reconhecimento do vínculo empregatício.

Assim, o poder de direção deverá ser exercido somente pela empresa prestadora de serviços para com seus empregados, mesmo que esses laborem na empresa tomadora de serviço, conforme art. 4ºA § 1º da Lei nº 6.019/74.

Nesse passo, o poder disciplinar perante o trabalhador terceirizado também deverá ser exercido pela empresa prestadora de serviços, ora empregadora.

A empresa tomadora de serviços não contrata a mão de obra ou certo trabalho, mas sim o serviço empresarial especializado, não importando, então, a pessoa de quem está efetivamente prestado os serviços terceirizados, mas a atividade realizada.

Importante repetir que a relação jurídica da empresa tomadora será sempre e exclusivamente com a empresa prestadora de serviços e nunca com seus empregados.

O contrato de trabalho será formalizado entre o empregado e a empregadora (empresa prestadora de serviços), sendo que os serviços serão laborados na empresa tomadora de serviços.

A remuneração também será devida pela empresa empregadora (prestadora de serviços), destacando, novamente, que a empresa tomadora de serviços possui apenas responsabilidade subsidiária quanto às obrigações trabalhistas.

Em contramedida, as alterações advindas da Lei nº 13.429/17, a reforma trabalhista, aprovada pela Lei nº 13.467/17, inseriu duas medidas visando evitar a "pejotização" de trabalhadores que, para continuar a prestar serviços às suas empresas, foram compelidos a constituir pessoas jurídicas ou ao fenômeno da mercantilização da mão do trabalho humano.

A primeira medida se dá na impossibilidade de se contratar empresa prestadora de serviços cujos titulares ou sócios tenham prestado serviços à empresa tomadora de serviços, como empregado ou trabalhador sem vínculo empregatício, exceto se os referidos titulares ou sócios forem aposentados, conforme redação do art. 5ºC da Lei nº 6.019/74.

A segunda medida se dá na impossibilidade do empregado que for demitido em prestar serviços para essa mesma empresa na qualidade de empregado de empresa prestadora de serviços antes do decurso de prazo de 18 meses, contados a partir da demissão do empregado, conforme redação do art. 5ºC da Lei nº 6.019/74.

Importante destacar que a intermediação da mão de obra somente é admitida no caso específico nas relações de trabalho temporário, sobretudo em razão de o trabalho humano não poder ser comercializado como mercadoria, visto o claro aviltamento aos princípios constitucionais, em especial da dignidade da pessoa humana e da ordem social, bem como a constituição da Organização Internacional do Trabalho – OIT, inscrita no Tratado de Versalhes de 1919.

Em continuidade, segundo redação dada ao art. 4ºB, são requisitos para o funcionamento da empresa de prestação de serviços a terceiros:

I – Prova de inscrição no Cadastro Nacional da Pessoa Jurídica (CNPJ).

II – Registro na junta comercial.

III – Capital social compatível com o número de empregados, observando-se os seguintes parâmetros:
  a) empresas com até dez empregados – capital mínimo de R$ 10.000,00 (dez mil reais);
  b) empresas com mais de dez e até vinte empregados – capital mínimo de R$ 25.000,00 (vinte e cinco mil reais);
  c) empresas com mais de vinte e até cinquenta empregados – capital mínimo de R$ 45.000,00 (quarenta e cinco mil reais);
  d) empresas com mais de cinquenta e até cem empregados – capital mínimo de R$ 100.000,00 (cem mil reais);
  e) empresas com mais de cem empregados – capital mínimo de R$ 250.000,00 (duzentos e cinquenta mil reais).

Terceirização ilícita

Para o Direito do Trabalho, a verdade real prevalece em face da verdade formal ou a denominação dada ao negócio jurídico, aplicando-se o princípio da primazia da realidade.

Por esse motivo, se o empregado terceirizado tiver vínculo fático de emprego com o tomador dos serviços, ou seja, existir pessoalidade e subordinação direta entre eles, há o reconhecimento de que esse é empregado da empresa tomadora, e não da prestadora de serviços.

Isso porque a mão de obra não pode ser objeto de intermediação, configurando-se fraude aos direitos trabalhistas, não produzindo efeitos em razão de nulidade evidente, conforme art. 9º da CLT.

Senão, vejamos:

Art. 9º – Serão nulos de pleno direito os atos praticados com o objetivo de desvirtuar, impedir ou fraudar a aplicação dos preceitos contidos na presente Consolidação.

A empresa que intermediar a mão de obra responderá de forma solidária pelos passivos trabalhistas, haja vista sua participação da lesão ao direito trabalhista pela terceirização ilícita, conforme art. 942 do Código Civil, c/c o art. 8º, parágrafo único da CLT.

Assim, na terceirização ilícita, a empresa tomadora será a verdadeira empregadora e a empresa prestadora de serviços responderá solidariamente pelos passivos trabalhistas.

Considerando que a fraude atua, evidentemente, contra os direitos trabalhistas de toda a coletividade, repercutindo na sociedade como um todo, é autorizado e determinado ao Ministério Público do Trabalho – MPT, bem como outros entes legitimados (arts. 127 e 129, inciso II, da Constituição Federal de 1988), o ajuizamento de ações civis públicas e de natureza coletiva, além da possibilidade da celebração de termos de ajustamento de conduta, neste último caso sempre pelo MPT (art. 5º, §6º da Lei nº 7.347/85).

Há também a atuação dos órgãos do Ministério do Trabalho, que exerce função de inspeção do trabalho, na prevenção e repressão das ilegalidades relacionadas à fraude nas relações de trabalho (art. 21, inciso XXIV, da Constituição Federal de 1988).

Ainda, importante esclarecer que fraudar direito assegurado pela legislação do trabalho é tipo penal, previsto no art. 203 do Código Penal, respondendo pela pena de detenção de 1 (um) ano a 2 (dois) anos e multa.

Senão, vejamos:

Art. 203 – Frustrar, mediante fraude ou violência, direito assegurado pela legislação do trabalho:

Pena – detenção de um ano a dois anos, e multa, além da pena correspondente à violência (Redação dada pela Lei nº 9.777, de 29.12.1998)

(...)

§ 2º A pena é aumentada de um sexto a um terço se a vítima é menor de dezoito anos, idosa, gestante, indígena ou portadora de deficiência física ou mental (Incluído pela Lei nº 9.777, de 1998).

Importa o registro de que, conforme preceitua o art. 109, inciso VI, da Constituição Federal de 1988, compete aos juízes federais processar e julgar os crimes contra a organização do trabalho. Entretanto, conforme decidiu pelo Supremo Tribunal Federal, no âmbito da justiça do trabalho não está incluída a competência em matéria criminal[1].

Trabalho temporário

Segundo a redação dada ao art. 2º da Lei nº 6.019/74, trabalho temporário é aquele prestado por pessoa física contratada por uma empresa de trabalho temporário que a coloca à disposição de uma empresa tomadora de serviços, para atender à necessidade de substituição transitória de pessoal permanente (exemplo, férias) ou à demanda complementar de serviços.

O contrato a ser firmado entre a empresa de trabalho temporário e a tomadora de serviço deverá constar qualificação das partes, motivo justificador da demanda de trabalho temporário, prazo de prestação de serviços, valor da prestação de serviços e disposições sobre a segurança e a saúde do trabalho, independentemente do local de realização do trabalho, devendo, ainda, o contrato ficar à disposição da autoridade fiscalizadora no estabelecimento da tomadora de serviços, assim como preceitua o art. 9º da Lei nº 6.019/74.

Há proibição para a contratação de trabalho temporário para a substituição dos trabalhadores em greve, nos termos do art. 2º da Lei nº 6.019/74, salvo nos casos previstos em Lei. Nesse passo, no caso de greve declarada abusiva, é possível haver a contratação de trabalho temporário, conforme previsão no art. 7º, parágrafo único da Lei nº 7.783/89.

O contrato de trabalho temporário não poderá exceder ao prazo de 180 (cento e oitenta) dias, em relação ao mesmo empregador, podendo, todavia, ser prorrogado por até 90 dias consecutivos ou não, quando comprovada a manutenção das condições que o ensejaram, conforme art. 10, § 1º e § 2º da Lei nº 6.019/74.

Destaca-se que o contrato de trabalho temporário não pode ser confundido com o contrato a ser firmado entre a tomadora de serviços e a empresa de trabalho temporário.

Isso porque o contrato de trabalho temporário é mantido entre a empresa de trabalho temporário e o próprio trabalhador temporário, tendo vínculo de emprego entre eles. Também não se pode confundir o contrato de trabalho temporário com o contrato de trabalho por prazo determinado previsto na CLT.

Em análise à Súmula 331 do TST, vislumbra-se que, especificadamente no caso de trabalho temporário, poderá haver vínculo de subordinação entre o trabalhador e a tomadora de serviços, sem que se reconheça o vínculo empregatício entre eles.

Isso se dá pela própria natureza da contratação, que, segundo explana Nelson Mannrich, "quem dirige a prestação pessoal dos serviços é o tomador"[1].

Entretanto, a inexistência do vínculo empregatício do trabalho e a empresa tomadora dependem, sobretudo, do cumprimento de todos os requisitos legais do trabalho temporário, sob o risco do trabalho temporário ilegal ou irregular, com o consequente reconhecimento do vínculo empregatício.

Ainda, importante destacar que o trabalhador temporário perceberá em igualdade todas as verbas trabalhistas do empregado efetivo da empresa tomadora de serviços, desde que pertencentes à mesma categoria, conforme art. 12 da Lei nº 6.019/74.

Licitações

Conceito

A Administração Pública deve adotar um rigoroso procedimento determinado por lei para adquirir, alienar e contratar a execução de obras ou serviços.

Os procedimentos licitatórios, como ato administrativo, devem observar os princípios constitucionais que regem a administração pública, na forma do art. 37 da Constituição da República:

"Art. 37. A administração pública direta e indireta de qualquer dos Poderes da União, dos Estados, do Distrito Federal e dos Municípios obedecerá aos princípios de legalidade, impessoalidade, moralidade, publicidade e eficiência (...)"

Princípios fundamentais

Princípio da legalidade

Segundo o sempre mestre Hely Lopes Meirelles, "legalidade, como princípio de administração, significa que o administrador público está, em toda sua atividade funcional, sujeito aos mandamentos da lei e às exigências do bem comum, e deles não se pode afastar ou desviar"[1].

Isso porque o poder discricionário que goza o agente público nunca será total, em razão de que sempre estará vinculada a lei e, ainda, conveniência e oportunidade de sua prática.

Caso contrário se exauria o campo da discricionariedade e passaria para a arbitrariedade, o que tornaria o ato ilegal.

Apenas para exemplificar, o agente público não pode exigir condição em edital de procedimento licitatório sem que a lei assim o preveja, senão estaria legislando, ato esse que ultrapassa o permissivo legal e, por consequência, viciaria o edital por ilegalidade.

Princípio da impessoalidade

Segundo o professor Celso Antônio Bandeira de Mello, o Princípio da Impessoalidade é aquele que "traduz a ideia de que a Administração tem que tratar a todos os administrados sem discriminações, benéficas ou detrimentosas. O princípio em causa não é senão o próprio princípio da legalidade ou isonomia"[1].

Trata-se, então, do princípio de que é proibida a utilização do critério subjetivo no curso do processo licitatório, seja o tratamento diferenciado ou a adoção de preferência, o que invalidaria o caráter competitivo.

Princípio da moralidade e da vinculação ao instrumento convocatório

O princípio da moralidade é a vontade da sociedade exercida de forma harmônica entre a legalidade e a honestidade. Então, o ato administrativo, além de atender aos preceitos legais, deve ser, sob a óptica da moral comum, probo e honesto.

Quanto à vinculação ao instrumento convocatório, esse torna obrigatória a observação das regras previamente estabelecidas no edital, seja pelo licitante, seja pela administração pública, uma vez que o instrumento faz lei entre as partes.

Segundo o professor Hely Lopes Meirelles nos ensina[2]:

> "Nem se compreenderia que a Administração fixasse no edital a forma e o modo de participação dos licitantes e no decorrer do procedimento ou na realização do julgamento se afastasse do estabelecido, ou admitisse documentação e propostas em desacordo com o solicitado".

Princípio da publicidade

Os atos administrativos, para sua eficácia, devem ser expostos a conhecimento geral da sociedade, garantindo, assim, o controle de sua regularidade, entre outras finalidades.

Por esse motivo, a publicação de edital de licitação que omita informações imprescindíveis para a perfeita compreensão de seus tramites o tornará viciado, por não dar a adequada e satisfatória publicidade ao ato administrativo.

Integra ao princípio da publicidade o acesso do cidadão aos atos administrativos de modo geral, desde que não haja restrição específica prevista em lei. Assim, o cidadão poderá, a qualquer tempo, e sem que haja motivação, solicitar a cópia de documentos ou pedir vistas de procedimentos administrativos.

Princípio da eficiência

Segundo o Professor Joel de Menezes Niebuhr, "a eficiência em licitações públicas gira em torno de três aspectos fundamentais: preços, qualidade e celeridade"[1].

Assim, temos os preços relacionados à economicidade (menor custo), a celeridade ligada ao tempo de tramitação do procedimento licitatório, enquanto a qualidade traz um conceito subjetivo, relacionado ao desempenho do objeto.

Da dispensa e inexigibilidade de licitação

A administração pública somente poderá comprar, alienar, contratar obras e serviços mediante prévio procedimento licitatório, assim como diz o inciso XXI do art. 37 da Constituição da República, ressalvadas hipóteses específicas previstas em lei.

> Art. 37. A administração pública direta e indireta de qualquer dos Poderes da União, dos Estados, do Distrito Federal e dos Municípios obedecerá aos princípios de legalidade, impessoalidade, moralidade, publicidade e eficiência e, também, ao seguinte:
>
> (...)
>
> XXI – ressalvados os casos especificados na legislação, as obras, serviços, compras e alienações serão contratados mediante processo de licitação pública que assegure igualdade de condições a todos os concorrentes, com cláusulas que estabeleçam obrigações de pagamento, mantidas as condições efetivas da proposta, nos termos da lei, o qual somente permitirá as exigências de qualificação técnica e econômica indispensáveis à garantia do cumprimento das obrigações.

Assim, o que torna inexigível ou possível a dispensa da licitação não é o objeto, mas a previsão legal de que em determinadas situações o agente público poderá efetuar a contratação sem prévia licitação.

Das hipóteses de dispensa de licitação

O art. 24 da Lei de nº 8.666/93 estabelece um rol de hipóteses de dispensas de licitações.

Art. 24. É dispensável a licitação:

I – para obras e serviços de engenharia de valor até 10% (dez por cento) do limite previsto na alínea "a", do inciso I do artigo anterior, desde que não se refiram a parcelas de uma mesma obra ou serviço ou ainda para obras e serviços da mesma natureza e no mesmo local que possam ser realizadas conjunta e concomitantemente;

II – para outros serviços e compras de valor até 10% (dez por cento) do limite previsto na alínea "a", do inciso II do artigo anterior e para alienações, nos casos previstos nesta Lei, desde que não se refiram a parcelas de um mesmo serviço, compra ou alienação de maior vulto que possa ser realizada de uma só vez;

III – nos casos de guerra ou grave perturbação da ordem;

IV – nos casos de emergência ou de calamidade pública, quando caracterizada urgência de atendimento de situação que possa ocasionar prejuízo ou comprometer a segurança de pessoas, obras, serviços, equipamentos e outros bens, públicos ou particulares, e somente para os bens necessários ao atendimento da situação emergencial ou calamitosa e para as parcelas de obras e serviços que possam ser concluídas no prazo máximo de 180 (cento e oitenta) dias consecutivos e ininterruptos, contados da ocorrência da emergência ou calamidade, vedada a prorrogação dos respectivos contratos;

V – quando não acudirem interessados à licitação anterior e esta, justificadamente, não puder ser repetida sem prejuízo para a Administração, mantidas, neste caso, todas as condições preestabelecidas;

VI – quando a União tiver que intervir no domínio econômico para regular preços ou normalizar o abastecimento;

VII – quando as propostas apresentadas consignarem preços manifestamente superiores aos praticados no mercado nacional, ou forem incompatíveis com os fixados pelos órgãos oficiais competentes, casos em que, observado o parágrafo único do art. 48 desta Lei e, persistindo a situação, será admitida a adjudicação direta dos bens ou serviços, por valor não superior ao constante do registro de preços, ou dos serviços;

VIII – para a aquisição, por pessoa jurídica de direito público interno, de bens produzidos ou serviços prestados por órgão ou entidade que integre a Administração Pública e que tenha sido criado para esse fim específico em data anterior à vigência desta Lei, desde que o preço contratado seja compatível com o praticado no mercado;

IX – quando houver possibilidade de comprometimento da segurança nacional, nos casos estabelecidos em decreto do Presidente da República, ouvido o Conselho de Defesa Nacional;

X – para a compra ou locação de imóvel destinado ao atendimento das finalidades precípuas da administração, cujas necessidades de instalação e localização condicionem a sua escolha, desde que o preço seja compatível com o valor de mercado, segundo avaliação prévia;

XI – na contratação de remanescente de obra, serviço ou fornecimento, em consequência de rescisão contratual, desde que atendida a ordem de classificação da licitação anterior e aceitas as mesmas condições oferecidas pelo licitante vencedor, inclusive quanto ao preço, devidamente corrigido;

XII – nas compras de hortifrutigranjeiros, pão e outros gêneros perecíveis, no tempo necessário para a realização dos processos licitatórios correspondentes, realizadas diretamente com base no preço do dia;

XIII – na contratação de instituição brasileira incumbida regimental ou estatutariamente da pesquisa, do ensino ou do desenvolvimento institucional, ou de instituição dedicada à recuperação social do preso, desde que a contratada detenha inquestionável reputação ético-profissional e não tenha fins lucrativos;

XIV – para a aquisição de bens ou serviços nos termos de acordo internacional específico aprovado pelo Congresso Nacional, quando as condições ofertadas forem manifestamente vantajosas para o Poder Público;

XV – para a aquisição ou restauração de obras de arte e objetos históricos, de autenticidade certificada, desde que compatíveis ou inerentes às finalidades do órgão ou entidade.

XVI – para a impressão dos diários oficiais, de formulários padronizados de uso da administração, e de edições técnicas oficiais, bem como para prestação de serviços de informática a pessoa jurídica de direito público interno, por órgãos ou entidades que integrem a Administração Pública, criados para esse fim específico;

XVII – para a aquisição de componentes ou peças de origem nacional ou estrangeira, necessários à manutenção de equipamentos durante o período de garantia técnica, junto ao fornecedor original desses equipamentos, quando tal condição de exclusividade for indispensável para a vigência da garantia;

XVIII – nas compras ou contratações de serviços para o abastecimento de navios, embarcações, unidades aéreas ou tropas e seus meios de deslocamento quando em estada eventual de curta duração em portos, aeroportos ou localidades diferentes de suas sedes, por motivo de movimentação operacional ou de adestramento, quando a exiguidade dos prazos legais puder comprometer a normalidade e os propósitos das operações e desde que seu valor não exceda ao limite previsto na alínea "a" do inciso II do art. 23 desta Lei:

XIX – para as compras de material de uso pelas Forças Armadas, com exceção de materiais de uso pessoal e administrativo, quando houver necessidade de manter a padronização requerida pela estrutura de apoio logístico dos meios navais, aéreos e terrestres, mediante parecer de comissão instituída por decreto;

XX – na contratação de associação de portadores de deficiência física, sem fins lucrativos e de comprovada idoneidade, por órgãos ou entidades da Administração Pública, para a prestação de serviços ou fornecimento de mão de obra, desde que o preço contratado seja compatível com o praticado no mercado.

XXI – para a aquisição ou contratação de produto para pesquisa e desenvolvimento, limitada, no caso de obras e serviços de engenharia, a 20% (vinte por cento) do valor de que trata a alínea "b" do inciso I do caput do art. 23;

XXII – na contratação de fornecimento ou suprimento de energia elétrica e gás natural com concessionário, permissionário ou autorizado, segundo as normas da legislação específica;

XXIII – na contratação realizada por empresa pública ou sociedade de economia mista com suas subsidiárias e controladas, para a aquisição ou alienação de bens, prestação ou obtenção de serviços, desde que o preço contratado seja compatível com o praticado no mercado;

XXIV – para a celebração de contratos de prestação de serviços com as organizações sociais, qualificadas no âmbito das respectivas esferas de governo, para atividades contempladas no contrato de gestão;

XXV – na contratação realizada por Instituição Científica e Tecnológica – ICT ou por agência de fomento para a transferência de tecnologia e para o licenciamento de direito de uso ou de exploração de criação protegida;

XXVI – na celebração de contrato de programa com ente da Federação ou com entidade de sua administração indireta, para a prestação de serviços públicos de forma associada nos termos do autorizado em contrato de consórcio público ou em convênio de cooperação;

XXVII – na contratação da coleta, processamento e comercialização de resíduos sólidos urbanos recicláveis ou reutilizáveis, em áreas com sistema de coleta seletiva de lixo, efetuados por associações ou cooperativas formadas exclusivamente por pessoas físicas de baixa renda reconhecidas pelo poder público como catadores de materiais recicláveis, com o uso de equipamentos compatíveis com as normas técnicas, ambientais e de saúde pública;

XXVIII – para o fornecimento de bens e serviços, produzidos ou prestados no País, que envolvam, cumulativamente, alta complexidade tecnológica e defesa nacional, mediante parecer de comissão especialmente designada pela autoridade máxima do órgão;

XIX – na aquisição de bens e contratação de serviços para atender aos contingentes militares das Forças Singulares brasileiras empregadas em operações de paz no exterior, necessariamente justificadas quanto ao preço e à escolha do fornecedor ou executante e ratificadas pelo Comandante da Força;

XXX – na contratação de instituição ou organização, pública ou privada, com ou sem fins lucrativos, para a prestação de serviços de assistência técnica e extensão rural no âmbito do Programa Nacional de Assistência Técnica e Extensão Rural na Agricultura Familiar e na Reforma Agrária, instituído por lei federal;

XXXI – nas contratações visando ao cumprimento do disposto nos arts. 3º, 4º, 5º e 20 da Lei nº 10.973, de 2 de dezembro de 2004, observados os princípios gerais de contratação dela constantes;

XXXII – na contratação em que houver transferência de tecnologia de produtos estratégicos para o Sistema Único de Saúde – SUS, no âmbito da Lei nº 8.080, de 19 de setembro de 1990, conforme elencados em ato da direção nacional do SUS, inclusive por ocasião da aquisição destes produtos durante as etapas de absorção tecnológica;

XXXIII – na contratação de entidades privadas sem fins lucrativos, para a implementação de cisternas ou outras tecnologias sociais de acesso à água para consumo humano e produção de alimentos, para beneficiar as famílias rurais de baixa renda atingidas pela seca ou falta regular de água;

XXXIV – para a aquisição por pessoa jurídica de direito público interno de insumos estratégicos para a saúde produzidos ou distribuídos por fundação que, regimental ou estatutariamente, tenha por finalidade apoiar órgão da administração pública direta, sua autarquia ou fundação em projetos de ensino, pesquisa, extensão, desenvolvimento institucional, científico e tecnológico e estímulo à inovação, inclusive na gestão administrativa e financeira necessária à execução desses projetos, ou em parcerias que envolvam transferência de tecnologia de produtos estratégicos para o Sistema Único de Saúde – SUS, nos termos do inciso XXXII deste artigo, e que tenha sido criada para esse fim específico em data anterior à vigência desta Lei, desde que o preço contratado seja compatível com o praticado no mercado;

XXXV – para a construção, a ampliação, a reforma e o aprimoramento de estabelecimentos penais, desde que configurada situação de grave e iminente risco à segurança pública.

Assim, sendo uma hipótese sem previsão legal, deverá o objeto ser licitado.

Importante destacar que, embora o *caput* do art. 24 da Lei de nº 8.666/93 utilize a expressão "dispensável", isso não quer dizer que estará dispensada a devida justificação para a legalidade do ato.

Nas palavras de Floriano de Azevedo Marques Neto, "quando ausente a licitação, maiores deverão ser a preocupação e as cautelas do administrador para demonstrar e fundamentar a observância dos indesviáveis princípios da administração pública no seu proceder"[1].

Das hipóteses de inexigibilidade de licitação

Assim como a dispensa, temos a inexigibilidade de licitação como exceção à regra legal contida no inciso XXI do art. 37 da Constituição da República.

Entretanto, diferente da dispensa de licitação, onde se ressalta as hipóteses predeterminadas na legislação, sobretudo observando a economicidade, a urgência, a segurança, entre outros, a inexigibilidade se relaciona com a característica do bem ou do executor do contrato a ser firmado, seja pela singularidade do objeto, seja pelas características pessoais que tornariam impossíveis o regime de competição.

O art. 25 da Lei de nº 8.666/93 dispõe acerca da inexigibilidade de licitação:

"Art. 25. É inexigível a licitação quando houver inviabilidade de competição, em especial:

I – para aquisição de materiais, equipamentos, ou gêneros que só possam ser fornecidos por produtor, empresa ou representante comercial exclusivo, vedada a preferência de marca, devendo a comprovação de exclusividade ser feita através de atestado fornecido pelo órgão de registro do comércio do local em que se realizaria a licitação ou a obra ou o serviço, pelo Sindicato, Federação ou Confederação Patronal, ou, ainda, pelas entidades equivalentes;

II – para a contratação de serviços técnicos enumerados no art. 13 desta Lei, de natureza singular, com profissionais ou empresas de notória especialização, vedada a inexigibilidade para serviços de publicidade e divulgação;

III – para contratação de profissional de qualquer setor artístico, diretamente ou através de empresário exclusivo, desde que consagrado pela crítica especializada ou pela opinião pública".

Do credenciamento

O credenciamento é uma forma de contratação pela administração pública, onde se convoca todos os interessados a prestarem serviços ou fornecerem bens a se credenciarem, desde que preenchendo os requisitos necessários, para executarem ou fornecerem determinado objeto quando convocados.

Como o credenciamento é aberto a todos os interessados, visto que, muitas vezes, não é possível precisar o número exato de prestadores suficientes para o atendimento da demanda pública, temos então a pluralidade de interessados. O valor, por sua vez, deverá ser estabelecido ou referenciado pela administração.

Assim, precisando contratar todos os interessados disponíveis para o atendimento de uma demanda, impossível será uma competição entre os interessados, sendo esse o motivo e o suporte jurídico para a caracterização da inexigibilidade de licitação, conforme prevê o texto do *caput* do art. 25 da Lei nº 8.666/93.

É importante reforçar que, para a validade do credenciamento, é preciso que seja garantida a igualdade de condições entre todos os interessados hábeis a contratar com a administração pelo preço por ela definido.

O credenciamento é sistema de contratação muito utilizado no Sistema Único de Saúde (SUS), reflexo do contexto da prestação de serviços de saúde pela administração pública, onde há aumento significativo das despesas (recursos humanos, infraestrutura, equipamentos, ampliação da rede etc.), sem o igual acompanhamento da receita.

A participação de instituições privadas para complementar o SUS é prevista na Constituição Federal, pelo Art. 199, § 2º.

Por essa razão, a Lei nº 8.080/90 (Lei do SUS), em afirmação ao texto constitucional, estabeleceu que:

Art. 24. Quando as suas disponibilidades forem insuficientes para garantir a cobertura assistencial à população de uma determinada área, o Sistema Único de Saúde (SUS) poderá recorrer aos serviços ofertados pela iniciativa privada.

Neste impulso, o Ministério da Saúde, em âmbito regulamentar, estabeleceu em sua Portaria nº 1.034/2010 que, quando forem insuficientes as disponibilidades para garantir a assistência à população, o gestor estadual ou municipal poderá complementar a oferta com serviços privados de assistência à saúde, devendo para tanto comprovar: a) a necessidade de complementação dos serviços públicos de saúde; e b) a impossibilidade de ampliação dos serviços públicos de saúde.

Assim, conforme nos ensina o professor Floriano de Azevedo Marques Neto, "verificada a necessidade de contratação de serviços complementares à rede pública do SUS, mais condizente com o interesse dos usuários que todos os particulares interessados estejam aptos a (dentro de condições técnicas e econômicas padrão) oferecer seus serviços"[11], sendo então uma nítida situação em que o poder público contratante pode contratar com todos os particulares interessados[11].

Dessa forma, para garantir a assistência à saúde à população, poderá optar-se pelo credenciamento, desde que demonstrado o preenchimento dos requisitos da inexigibilidade, credenciando, assim, todos os interessados que estejam aptos a prestar o serviço, pelos preços referenciados pelo SUS.

Ainda, segundo o Tribunal de Contas da União, "essa forma de seleção favorece o usuário, na medida em que aumenta suas opções para a realização de consultas, tratamentos, exames, ao mesmo tempo que resguarda o princípio da impessoalidade"[1].

Continuando, o órgão de contas relatou que, "apesar de não ser um procedimento previsto expressamente na legislação, ele é reconhecido como válido pela doutrina e pela própria jurisprudência deste Tribunal, para a contratação de serviços que possuam determinadas características"[12].

E por final, o TCU conclui que "essa forma de seleção favorece o usuário, na medida em que aumenta suas opções para a realização de consultas, tratamentos, exames, ao mesmo tempo que resguarda o princípio da impessoalidade"[12].

Das modalidades de licitação

O art. 22 da Lei nº 8.666/93 define as modalidades de licitação, sendo elas: a) Concorrência; b) Tomada de preços; c) Convite; d) Concurso; e) Leilão.

Há também a modalidade de pregão, introduzida pela Lei nº 10.520/00.

Da concorrência

A concorrência é a modalidade que, embora seja a mais ampla, principalmente por permitir que qualquer licitante interessado participe, é também a que apresenta maior exigência na habilitação.

Conforme art. 22 da Lei nº 8.666/93, concorrência será modalidade para obras e serviços de engenharia, quando o objeto for acima de R$ 1.500.000,00 (um milhão e quinhentos mil reais), e para as compras e demais serviços, quando o objeto for acima de R$ 650.000,00 (seiscentos e cinquenta mil reais).

Da tomada de preços

A tomada de preços é a modalidade de licitação entre interessados devidamente cadastrados ou que atenderem a todas as condições exigidas para cadastramento até o terceiro dia anterior à data do recebimento das propostas, observada a necessária qualificação, nos termos do art. 2º, § 2º da Lei nº 8.666/93.

A tomada de preços será modalidade para obras e serviços de engenharia, quando o objeto for até R$ 1.500.000,00 (um milhão e quinhentos mil reais), e para as compras e demais serviços, quando o objeto for até R$ 650.000,00 (seiscentos e cinquenta mil reais).

Do convite

Convite é a modalidade de licitação entre interessados do ramo pertinente ao seu objeto, cadastrados ou não, escolhidos e convidados em número mínimo de 3 (três) pela unidade administrativa, a qual afixará, em local apropriado, cópia do instrumento convocatório e o estenderá aos demais cadastrados na correspondente especialidade que manifestarem seu interesse com antecedência de até 24 (vinte e quatro) horas da apresentação das propostas, nos termos do art. 2º, § 3º da Lei nº 8.666/93.

Para obras e serviços de engenharia, o convite será modalidade quando o objeto for até R$ 150.000,00 (cento e cinquenta mil reais), e para as compras e demais serviços, quando o objeto for de até R$ 80.000,00 (oitenta mil reais).

A fim de se evitar fraude à licitação, o agente público deverá verificar na composição social se as empresas convidadas possuem sócios comuns, circunstância não permitida.

Cabe o destaque de que o convite a pelo menos 3 (três) empresas do ramo pertinente ao objeto é requisito de legalidade, devendo ser alcançado mesmo se publicado na impressa oficial.

Do concurso

Concurso é a modalidade de licitação entre quaisquer interessados para a escolha de trabalho técnico, científico ou artístico, mediante a instituição de prêmios ou remuneração aos vencedores, conforme critérios constantes do edital, nos termos do art. 2º, § 4º da Lei nº 8.666/93.

O prêmio ou valor a ser pago pela administração estará definido em edital, razão pela qual não haverá, nessa modalidade, fase competitiva de disputa por preço.

Nos termos do art. 52 da Lei nº 8.666/93, o edital deverá constar regulamento com os seguintes critérios: a) a qualificação exigida dos participantes; b) as diretrizes e a forma de apresentação dos trabalhos; c) as condições de realização do concurso e os prêmios a serem concedidos; d) no caso específico de projetos, as autorizações do vencedor para a administração executá-lo quando julgar conveniente.

Do leilão

Leilão é a modalidade de licitação entre quaisquer interessados para a venda de bens móveis inservíveis para a administração ou de produtos legalmente apreendidos ou penhorados, ou para a alienação de bens imóveis, a quem oferecer o maior lance, igual ou superior ao valor da avaliação, nos termos do art. 2º, § 5º da Lei nº 8.666/93.

Nessa modalidade de leilão administrativo, uma vez aferido e estipulado em edital o valor mínimo, o arremate jamais poderá ser feito com valor inferior, o que difere do leilão judicial, que, quando alcançada a segunda praça, o bem poderá ser arrematado por valor inferior ao avaliado.

Por outro lado, a administração poderá, caso registrado o insucesso no leilão, rever justificadamente o valor mínimo e realizar novo procedimento.

O leilão poderá ser realizado por pregoeiro oficial devidamente registrado à junta comercial, sendo que, nesse caso, haverá comissão em 5% (cinco por cento) do valor do bem arrematado. Não haverá valor em comissão caso o leilão seja realizado por servidor público designado.

Do pregão

Introduzido pela Lei nº 10.520/02, o pregão é uma modalidade que não integra as modalidades previstas na Lei nº 8.666/93.

Sua principal diferença é que sua opção não está relacionada ao valor do objeto, tal como a concorrência, tomada de preços e convite, modalidades previstas na Lei nº 8.666/93.

Para a aquisição de bens e serviços comuns, poderá ser adotada a licitação na modalidade de pregão, desde que os padrões de desempenho e qualidade possam ser objetivamente definidos pelo edital, por meio de especificações usuais no mercado.

Em razão dessa definição da lei, o pregão foi modalidade considerada inadequada para a execução de obras e serviços de engenharia.

Entretanto, o Tribunal de Contas da União, por meio da Súmula nº 257, consolidou posicionamento acerca do cabimento do pregão para contratação de serviços comuns de engenharia.

Dessa forma, é pacífico o entendimento jurisprudencial da admissibilidade da contratação de serviços de engenharia por meio do pregão, desde que se trate de serviço que possa ser classificado como comum.

Ainda, sendo o objeto obra ou serviço comuns de engenharia, o edital deverá conter o projeto básico e, dependendo do caso, o projeto executivo, em cumprimento ao disposto no art. 7º da Lei nº 8.666/93.

Para obras e serviços de engenharia, o convite será modalidade quando o objeto for até R$ 150.000,00 (cento e cinquenta mil reais), e para as compras e demais serviços, quando o objeto for de até R$ 80.000,00 (oitenta mil reais).

Por razão dessa condição, sendo o objeto obra ou serviço comuns de engenharia, o edital deverá conter o projeto básico e, dependendo do caso, o projeto executivo, em cumprimento ao disposto no art. 7º da Lei nº 8.666/93.

Dos tipos de licitação

As modalidades de concorrência, tomada de preços e convites, podem ser julgadas pelos seguintes tipos de menor preço, melhor técnica e técnica e preço.

Isso difere do pregão, que especialmente se utiliza o menor preço, enquanto no leilão será sempre o maior lance. Já o concurso terá critérios definidos em edital, nos termos do art. 45, § 1º, inciso I da Lei nº 8.666/93.

Art. 45. O julgamento das propostas será objetivo, devendo a Comissão de licitação ou o responsável pelo convite realizá-lo em conformidade com os tipos de licitação, os critérios previamente estabelecidos no ato convocatório e de acordo com os fatores exclusivamente nele referidos, de maneira a possibilitar sua aferição pelos licitantes e pelos órgãos de controle.

§ 1º Para os efeitos deste artigo, constituem tipos de licitação, exceto na modalidade concurso:

I – a de menor preço – quando o critério de seleção da proposta mais vantajosa para a Administração determinar que será vencedor o licitante que apresentar a proposta de acordo com as especificações do edital ou convite e ofertar o menor preço;

II – a de melhor técnica;

III – a de técnica e preço;

IV – a de maior lance ou oferta – nos casos de alienação de bens ou concessão de direito real de uso.

Para a contratação de obras, serviços e bens, é comum a licitação do tipo menor preço. Por esse motivo, é de suma importância que o edital descreva detalhadamente as especificações do objeto, a fim de que o vencedor, mesmo no menor preço, forneça o objeto com a qualidade e tempo esperados.

A respeito disso, é importante destacar que o critério decisivo de menor preço somente será utilizado após o cumprimento, pelas licitantes, de todas as exigências esculpidas no edital.

Os tipos de melhor técnica e de técnica e preço são destinados exclusivamente para a contratação de serviços especificadas do art. 46 da Lei nº 8.666/93, sendo de:

a) natureza predominantemente intelectual;
b) elaboração de projetos;
c) elaboração de cálculos;
d) fiscalização de obras e serviços de engenharia;
e) supervisão e gerenciamento de contratos;
f) serviços de engenharia consultiva;
g) elaborações de projetos básicos e executivos;
h) contratação de bens e serviços de informática;
i) auditoria, assessoria e consultoria jurídica;
j) mediante autorização justificada da maior autoridade do órgão, para o fornecimento de bens e execução de obras ou prestação de serviços de grande vulto majoritariamente dependentes de tecnologia nitidamente sofisticada e domínio restrito.

Do procedimento licitatório

A lei não define de forma explicativa quais são as fases de um procedimento licitatório, mas a doutrina a divide em duas fases, sendo elas a interna e a externa.

A fase interna é o momento onde se realizam os atos preparatórios para o prosseguimento da licitação, como a elaboração do edital, a definição da modalidade e do tipo de licitação, com a condução da comissão licitante.

A fase externa inicia-se com a abertura do procedimento licitatório, com a divulgação ao público, impulsionando as demais subfases, como habilitação, classificação, homologação e adjudicação.

Da impugnação do edital e recursos administrativos

O edital poderá ser impugnado por qualquer cidadão desde que protocolado 5 (cinco) dias antes da data prevista para a abertura dos envelopes de habilitação, enquanto os licitantes poderão apresentar a peça impugnatória até o segundo dia útil que antecedê-la (abertura de envelopes de habilitação).

Independente da apresentação da impugnação na esfera administrativa, o licitante poderá acionar o Tribunal de Contas ou o Poder Judiciário, caso constate ilegalidades.

Além do edital, outros atos administrativos do procedimento licitatório poderão ser recorridos, em reflexo ao princípio da ampla defesa, nessa ocasião descritos no art. 109 da Lei nº 8.666/93.

Assim, cabe recurso, no prazo de 5 (cinco) dias úteis a contar da intimação do ato ou da lavratura da ata, nos casos de:

a) habilitação ou inabilitação do licitante;
b) julgamento das propostas;
c) anulação ou revogação da licitação;
d) indeferimento do pedido de inscrição em registro cadastral, sua alteração ou cancelamento;
e) rescisão do contrato, a que se refere o inciso I do art. 79 dessa lei.

O recurso, em face da habilitação ou inabilitação do licitante e do julgamento das propostas, terá efeito suspensivo, podendo a autoridade competente, motivadamente e presentes razões de interesse público, atribuir ao recurso interposto eficácia suspensiva aos demais recursos, nos termos do § 2º do art. 109.

Os demais licitantes poderão impugnar o recurso interposto no prazo de 5 (cinco) dias úteis.

Sendo a licitação na modalidade de carta convite, o prazo será reduzido a 2 (dois) dias úteis, enquanto, no caso de pregão, o prazo será de 3 (três) dias.

Da habilitação

É na habilitação que se verifica o cumprimento, por parte dos licitantes, dos requisitos e documentações previstos no edital, reconhecendo sua habilitação jurídica, regularidade fiscal, qualificação técnica, econômico-financeira etc.

Caso não habilitado, deixará o licitante de participar das demais fases do procedimento licitatório.

É deserta a licitação quando não aparece nenhum licitante interessado.

É fracassada quando, embora tenham licitantes interessados, nenhum deles vence, seja em razão de inabilitação ou pela desclassificação.

Da classificação e julgamento

Na fase classificatória serão avaliadas as propostas dos licitantes à luz dos critérios definidos no edital, desclassificando as que estiverem em desconformidade e, subsequentemente, classificando as que lograrem conformidade.

Importante reforçar que a avaliação e o julgamento da classificação das propostas deverão seguir os critérios definidos em edital.

Após, definindo-se os classificados, o licitante com a melhor proposta torna-se o vencedor, conforme critério do tipo de licitação definido.

Da homologação e adjudicação

Após a fase classificatória, a comissão remeterá a autoridade competente para que homologue e adjudique o objeto da licitação ao vencedor, assim como descreve o art. 43 da Lei nº 8.666/93.

A autoridade poderá, caso constate irregularidade nas fases, não homologar o procedimento licitatório, exercendo, dessa forma, o controle de legalidade.

A adjudicação marcará o final do procedimento licitatório, com a convocação do vencedor para a assinatura do contrato administrativo.

Referências Bibliográficas

1. Gomes O. Contratos. Atualizado por Humberto Theodoro Junior. 17ª ed. Rio de Janeiro: Forense; 1997.
2. Gomes O. Contratos. Atualizado por Antonio Junqueira de Azevedo e Francisco Paulo de Crescenzo. 26ª ed. Rio de Janeiro: Forense; 2009.
3. Reale M. Lições preliminares de direito. 27ª ed. São Paulo: Saraiva; 2003. p. 37.
4. Martins SP. A terceirização e o direito do trabalho. 3ª ed. São Paulo: Malheiros; 1997. p. 22.
5. STF, Pleno, ADI-MC 3.684/DF, Rel. Min. Cezar Peluso DJe. 03.08.2007.
6. Mannrich N. A modernização do contrato de trabalho. São Paulo: LTr; 1998. p. 194.
7. Meirelles HL. Direito Administrativo Brasileiro. 30ª ed. São Paulo: Malheiros; 2005. p. 85-249.
8. Bandeira de Mello CA. Curso de Direito Administrativo. 5ª ed. São Paulo: Malheiros; 1994. p. 58.
9. Meirelles HL. Direito Administrativo Brasileiro. 22ª ed. São Paulo: Malheiros; 1997. p. 249.
10. Niebuhr JM. Pregão presencial e eletrônico. 4ª ed. Rev. atual ampl. Curitiba: Zênit; 2006. p. 43-6.
11. Marques Neto FA. Público e privado no setor de saúde. Revista de Direito Público da Economia – RDPE, Belo Horizonte, ano 3, nº 9, 2005. p. 105-54.
12. Brasil. Tribunal de Contas da União. TC 019.179/2010-3. Relator: Aroldo Cedraz. Data da Sessão: 22/5/2013.